肺结核的CT
诊断与临床

赵春华 主编

科学技术文献出版社
SCIENTIFIC AND TECHNICAL DOCUMENTATION PRESS
·北京·

图书在版编目（CIP）数据

肺结核的CT诊断与临床 / 赵春华主编. —北京：科学技术文献出版社，2019.4
（2020.11重印）
ISBN 978-7-5189-5092-8

Ⅰ.①肺⋯　Ⅱ.①赵⋯　Ⅲ.①肺结核—计算机X线扫描体层摄影—诊断学
Ⅳ.① R521.04

中国版本图书馆 CIP 数据核字（2019）第 005329 号

肺结核的CT诊断与临床

策划编辑：李　丹　责任编辑：巨娟梅　李　丹　张　旭　责任校对：文　浩　责任出版：张志平

出　版　者	科学技术文献出版社
地　　　址	北京市复兴路15号　邮编 100038
编　务　部	（010）58882938，58882087（传真）
发　行　部	（010）58882868，58882870（传真）
邮　购　部	（010）58882873
官方网址	www.stdp.com.cn
发　行　者	科学技术文献出版社发行　全国各地新华书店经销
印　刷　者	北京地大彩印有限公司
版　　　次	2019 年 4 月第 1 版　2020 年 11 月第 3 次印刷
开　　　本	787×1092　1/16
字　　　数	215千
印　　　张	17
书　　　号	ISBN 978-7-5189-5092-8
定　　　价	118.00元

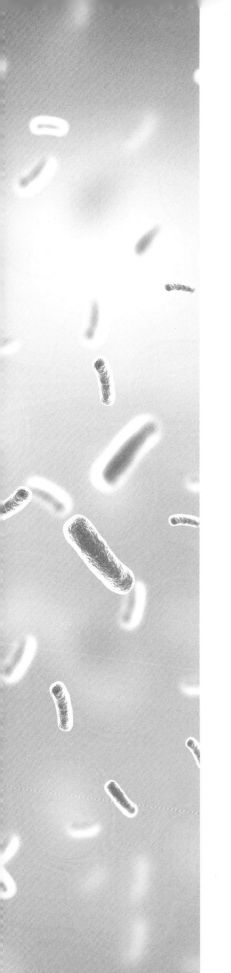

《肺结核的 CT 诊断与临床》

编委会

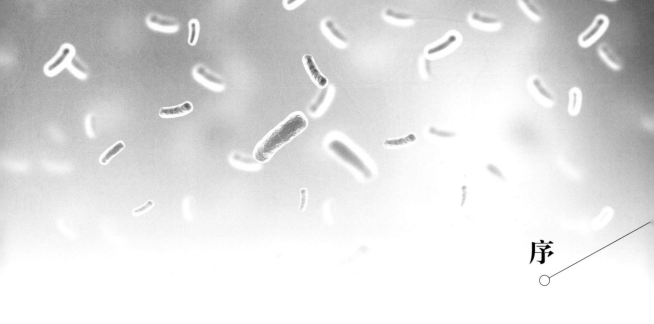

序

　　随着科学技术日新月异的发展和进步，医学影像学已经由一种临床辅助检查手段发展成为临床诊断疾病的重要方法，在结核病的筛查、诊断与治疗中发挥着举足轻重的作用。近几年来，我国关于结核病影像诊断的专著不断涌现，为结核病的研究做出了巨大贡献。超声、CT、磁共振等先进影像技术的应用，不仅消除了普通X线摄影时组织相互重叠的不足，而且对于许多微小结核病理改变的观察越来越精细。这些影像技术的发展为结核病的深入研究提供了新的有力武器，相比之下，从前以普通X线为主表述结核基本病变的影像技术已经远远不能满足目前对结核病诊断和研究的需求。

　　医学是一门经验学科，一名医师的成长离不开知识的积累；知识的积累不仅包括来源于自己经历的病例，也包括来源于他人经历的病例，从这些各具特点、纷繁曲折，甚至茫然纠结的病例中汲取经验以充实自己，是一件很有意义的事情。一个病例的确诊，影像诊断报告不应是纯粹看图作文式的判决书，而应是疾病诊断完整依据链中的一部分，应与临床及实验室检查密不可分，即在观察分析影像征象同时，必须综合病史、实验室检查及治疗反馈分析，只有这样，影像诊断报告才可能真实、准确地揭示客观病变。

　　为了更好地切合临床医师的学习实际，《肺结核的CT诊断与临床》运用了不同于以往医学影像书籍的撰写方式，重点基于现代影像学检查方法，以临床医师视角选取诊断明确、资料齐全、图像质量较好的100个病例，结

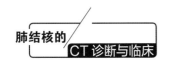

合不同特征的图像，以病原（病理）学或者治疗效果为佐证，深入描述结核病的基本影像改变，为读者提供了详细病史、实验室检查结果及最终诊断，弥补了以往经常出现的把病史、实验室检查结果及治疗效果反馈与影像诊断关系割裂的缺陷，而这恰是观察与研究结核病的需要，更是编者旨在通过加强影像科医生与临床医生相互联系以提高结核病诊断水平的一次尝试。

　　本书构思新颖、思维缜密，在总体设计上以 CT 图像显示的最主要形态为章节脉络，分门别类，深入浅出，阐述详尽；在病例选择上，所有病例几乎均来自初始诊断患者，原汁原味地贴近临床工作，较系统地介绍了多种肺结核的常见、少见及罕见 CT 表现；在图像选取方面，编者可谓不惜篇幅，每例患者的图像总能够完整、真实地反映病情全貌，其中治疗前后的动态图像便于读者了解疾病影像变化，有利于加深对该病例的认识；在编写内容方面，以医学影像学基本知识、基本理论为基础，兼顾专业学科的进展及相关知识，做到了重点突出、深度适宜、涵盖面广；在写作方法上遵循影像读片的常规思路，以简明语言给出读片分析和说明等；如此编写结核病影像学诊断专著在国内尚属少见。本书文笔流畅、分析透彻、实用性强，可供广大结核病防治人员、CT 影像医生尤其是临床医生借鉴和参考。

　　正值学术风华之年的赵春华主任医师与编者们在繁忙的临床工作之余，不辞劳苦、勤奋耕耘，为我们提供了这本优秀的书籍，十分难得；我以先期阅读本书而深感荣幸，对本书的出版感到由衷欣悦，对于参加编写的编者表示衷心的感谢。本书的编者大多数是中青年专业技术人员，我非常高兴地从有限篇章的字里行间感知他们扎实的专业知识和丰富的临床经验，在此也期望有更多的临床及影像专业医生积极投身到结核病防治研究工作中来，更期待大家有更多的成果与同道分享，为推动我国结核病防治事业的发展贡献力量！

杜德兵

2018 年 11 月于宜昌

前　言

　　肺结核病是世界性的古老疾病，严重危害着人们的身体健康，是我国重点防控的传染病之一。肺结核病在临床工作中十分常见，提高首诊医生的甄别水平，对于肺结核病的早发现、早诊断、早治疗意义重大。

　　肺结核病临床表现复杂且缺乏特异性，作为常见的呼吸系统感染性疾病，需要与呼吸系统其他感染性及非感染性疾病鉴别。肺组织活检固然是诊断肺结核病的可靠方法，但临床上不易普及；痰涂片找抗酸杆菌是廉价而简单的成熟技术，其30%左右的阳性率使大部分患者仍需要依赖其他临床资料综合诊断。多年来，以胸片为代表的胸部X线技术在肺结核病的发现、诊断、随访等方面发挥了巨大作用，但其缺陷和局限性也显而易见。随着计算机体层摄影（computed tomography，CT）技术的诞生与发展，CT在包括肺结核病在内的胸部疾病诊断与鉴别诊断中已凸显出强大优势，已经成为肺结核病诊断中不可替代的影像技术。目前，我国已把县级综合医院配置CT机作为基本硬件要求，而实际上CT机在各级医疗机构的普及程度远远超乎我们想象，已经成为各级临床医生诊断肺部疾病的常用手段。

　　基于种种原因，长期以来临床医生对于胸部疾病的诊断极大依赖于CT影像报告的现象十分普遍，而CT影像报告书写者由于掌握的临床资料有限等原因，报告结论可与实际病变出现偏差。如果临床医生具有一定阅片能力，

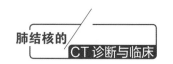

结合掌握丰富临床资料的便利，可及时修正某些失当诊断而减少误诊。为了把临床与影像有机结合起来，充分发挥 CT 影像对肺结核病诊断的指导作用，由来自我院的一线医生以临床医生视角分析病例的影像特点及与临床诊断的关系，由来自影像科的高级职称医生对影像分析进行质量审阅（杨运红副主任医师目前在湖北省钟祥市人民医院工作），这种尝试旨在提高包括临床医生在内的阅读者对肺结核病 CT 影像的诊断水平。

为了编撰此书，我们收集并整理了最近 6 年来我院 3000 余例与肺结核病诊断有关的患者临床资料和图像，经过反复比较与斟酌，最后遴选出诊断确切、资料齐全、图像质量较好的患者 100 例。选取这些我们亲自经历过的病例，既考虑到病灶部位或范围的典型性和非典型性，又考虑到病灶形态或者临床特征的典型性和非典型性，还有部分患者的诊断与治疗经过充满了曲折，总之，要使丰富多彩、精彩纷呈的 CT 图像尽可能揭示其对临床诊断的指导作用。为了更好、更直观地反映每个案例病情全貌，患者图像选取力求完整、翔实，可谓不惜篇幅，用于比较的患者治疗前后图像均尽可能地选择相同层面以保证可比性；几乎所有病例均取其首次发病时的图像为研究对象，力求把疾病图像的初始原貌呈现给读者，以提高读者对疾病首诊的鉴别能力。

CT 影像虽然对肺结核病的诊断具有重要参考作用，但没有哪一种具体形态具有独特性，且同一患者可能同时存在不同病理改变而并存多种影像形态。本书以患者 CT 图像上病灶的最主要形态特征为索引，以此形态特征分类阐述，便于读者区分与理解；其中的肺结核病患者可能经查痰或病检或诊断性抗结核治疗而确诊，合并有肺结核或误诊为肺结核的病例以病原学或病理结果等为依据。

为了便于读者系统学习和把握肺结核病的 CT 影像特点，本书从简要介绍结核分枝杆菌的生物学性状、致病特点及肺结核病的基本 CT 影像形态入手，详细介绍和分析了临床所见肺结核病 CT 影像诊断及临床启示。虽然此书历经 3 年多的艰辛，由于病例资料有限，而肺结核病的 CT 影像表现十分复杂，很难做到包罗万象，只能尽己所能，力求全面地将肺结核病的 CT 影像与临床关系呈现给读者，加上个人学识浅薄，疏漏或不妥之处在所难免，希望同道批评斧正！

宜昌市夷陵医院＆湖北三峡职业技术学院第一附属医院

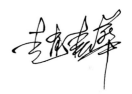

目　录

上　篇　结核分枝杆菌及其肺致病性

下　篇　肺结核 CT 特征与临床分析

结核分枝杆菌及其肺致病性

第一章

结核分枝杆菌的生物学性状与致病性

千百年来肺结核病一直危害着人们的健康，随着我国流动人口增加、人口老龄化及糖尿病患者增多、免疫缺陷病毒感染率升高、脏器移植手术普遍开展及免疫抑制剂使用等，使肺部感染结核菌或肺结核发病的概率增加。在我国，肺结核过去、现在，甚至将来的很长时期内都可能是临床上非常常见的疾病之一，因此，提高对结核病的认知水平很有必要。

第一节　结核分枝杆菌的一般生物学性状

结核分枝杆菌（mycobacterium tuberculosis，MTB），简称结核杆菌或者结核菌，1882 年由罗伯特·科赫发现。结核菌分为人型、牛型、禽型三型，其中人型、牛型是感染人体的主要病原体。

结核菌为细长、略弯曲的杆菌，大小（1～4）μm×0.4μm，有时菌体末端具有不同的分枝，有的两端钝圆，无鞭毛、无芽孢，没有运动性。单在、成双，间或成丛排列，在人工培养基上，由丁菌型、菌株和环境条件不同可出现多种形态，如近似球形、棒状或丝状。人型结核菌是直的或微弯的细长杆菌，单在或平行相聚排列，多为棍棒状，间有分枝状；牛型结核菌短粗，

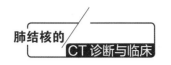

着色不均。

结核菌为革兰氏阳性菌。苯胺染料难以着色，以5%的石炭酸复红加温后可以染上，但用3%的盐酸乙醇不易脱色，若再加用亚甲蓝复染，则分枝杆菌呈红色，而其他细菌和背景中的物质为蓝色。由于细菌能够抵抗强脱色剂盐酸乙醇的脱色，故称抗酸杆菌（acid-fast bacilli），该抗酸染色法又称齐-尼二氏（Ziehl-Neelsen）染色法。

结核菌为严格需氧菌，最适生长pH 6.5～6.8，最适生长温度37～37.5℃。结核菌生长速度很慢，尤其是初代分离，在人工培养基上最快分裂速度为18小时一代，一般1～2周可见生长，3～4周才能旺盛发育。

结核菌对营养要求极高，必须在含有血清、鸡蛋、甘油、马铃薯及某些无机盐的特殊培养基上才能良好生长，初代分离培养更是如此。在固体培养基上，菌落呈灰黄白色、干燥颗粒状、显著隆起、表面粗糙皱缩、菜花状；在液体培养基内，于液面形成粗纹皱膜，培养基保持透明。结核菌不发酵糖类，能产生过氧化氢酶。

结核菌因含有大量脂类，抵抗力较强，对于干燥的抵抗力特别强大：在干燥状态可存活2～3个月，在腐败物和水中可存活5个月，在土壤中可存活7个月～1年；低温菌体不死，在-190℃时还可保持活力；不耐热，60℃条件下加热30分钟即可被杀死；常用消毒剂75%的酒精或者10%的漂白粉能很快被杀死。

第二节　结核分枝杆菌细菌学特点与致病性的关系

结核菌的主要特点是细胞壁含有大量脂质，约占干重的60%，主要是分枝菌酸，这与其染色性、生长特征、致病性、抵抗力等密切相关。其致病性主要与荚膜、脂质、蛋白质有关。

1. 荚膜

近来发现结核菌在细胞壁外尚有一层微荚膜，一般因制片时遭受破坏而不易发现；若在制备电镜标本固定前用明胶处理，可防止荚膜脱水收缩，在电镜下可看到菌体外有一层较厚的透明区，即荚膜，荚膜对结核菌有一定保护作用。荚膜的主要成分为多糖，部分为脂质和蛋白质。结核菌入侵人体后，荚膜还可抑制吞噬体与溶酶体的融合。

2. 脂质

据实验研究，细菌毒力可能与其所含复杂的脂质成分有关，特别是糖脂更为重要。

（1）索状因子：是分枝菌酸和海藻糖结合的一种糖脂，能使细菌在液体培养基中呈蜿蜒索状排列；索状因子与结核菌毒力密切相关，它能破坏细胞线粒体膜、影响细胞呼吸、抑制白细胞游走和引起慢性肉芽肿。若将其从细菌中剔出，则细菌丧失毒力。

（2）磷脂：能促使单核细胞增生，并使炎症灶中的巨噬细胞转变为类上皮细胞，从而形成结核结节。

（3）硫酸脑苷脂（sulfatide）：可抑制吞噬细胞中吞噬体与溶酶体结合，使结核菌能在吞噬细胞中长期存活。

（4）蜡质D：是一种肽糖脂和分枝菌酸的复合物，具有佐剂作用，可激发机体产生迟发型超敏反应。

3. 蛋白质

有抗原性，和蜡质D结合后能使机体发生超敏反应，引起组织坏死和全身中毒症状，并在形成结核结节中发挥一定作用。

第二章
肺结核的基本病理学

　　人体结核病最常见的是肺结核，是由结核菌引起的一种特殊炎性疾病，虽具有一般炎症的渗出、增生和坏死等基本病理变化，但亦有其相对特征性的病理改变，如肉芽肿性病变和干酪样坏死等。在结核病发展过程中，由于受结核菌毒力强弱、感染菌量多少、机体免疫力不同等因素影响，上述三种病理变化常混杂存在，但在不同阶段，多以某种病理改变为主或者相互转化。

1. 渗出性病变

　　渗出性病变出现在结核性炎症的早期或机体免疫力低下、结核菌量多、毒力强或变态反应较强时，表现为浆液性或浆液纤维素性炎。病理改变主要为局部组织小血管扩张、充血，浆液、中性粒细胞及淋巴细胞向血管外渗出，渗出液主要为浆液和纤维蛋白，之后中性粒细胞可减少，代之以淋巴细胞和巨噬细胞为主要细胞成分，巨噬细胞可吞噬结核菌；在渗出性病变中可查到结核菌。当机体抵抗力强或治疗及时时，渗出性病变可完全吸收而不留痕迹，但亦可转化为增生性病变或坏死性病变。

2. 增生性病变

　　当感染的结核菌量少、细菌毒力低或免疫反应较强时，出现以增生反应为主的病变。增生性病变是结核病病理形态学比较有特征的病变，肉芽组织形成主要表现为结核性肉芽肿（tuberculous granuloma）或结核结节（tubercle）。

肉芽肿病变并非结核所特有，亦可出现在其他病变中，如真菌病、结节病、非结核分枝杆菌感染等。肉芽肿病变的主要细胞成分为类上皮细胞、单核细胞及多核巨细胞等；结核性肉芽肿相对有一定特征性，主要成分为类上皮细胞、朗格汉斯（Langhans）巨细胞及干酪样坏死等。

结核性结节是结核性肉芽肿病变中一种较特异的形态结构，结节中心常为干酪样坏死，坏死周边围绕类上皮细胞、散在多少不等的朗格汉斯巨细胞，结节的外侧为淋巴细胞及少量反应性增生性纤维母细胞。单个结节一般较小，肉眼不易区别，当3～5个结核结节融合在一起时则为粟粒大小，灰白色或灰黄色。类上皮细胞是增生性病变的主要成分，它是由巨噬细胞在结核菌菌体脂质作用下转化而成，而朗格汉斯巨细胞则由类上皮细胞相互融合而成。朗格汉斯巨细胞体积较大且大小不一，一般直径为100～500μm，细胞核为数个至上百个不等，呈花环状或马蹄形排列在细胞质一侧，这与其他多核巨细胞形态有所不同。

结核瘤（tuberculoma）也是一种常见的增殖性病变，其形成可能是：肺小叶或肺段的干酪性肺炎病灶未能完全吸收，被周围纤维组织包裹；局部多个病灶相互融合，然后周围纤维组织增生形成；单一病灶反复恶化与缓解，纤维组织反复增生；空洞被坏死物或肉芽填充、周围被纤维组织包被也可形成结核瘤。结核瘤是相对稳定静止的病变，可能维持多年保持不变，但在机体免疫力下降时，包被的组织可坏死液化，内容物排出后形成空洞，同时坏死物穿破纤维包膜则可引起周围组织蔓延或支气管播散。

3. 坏死性病变

当结核菌量多、毒力强、机体免疫力低下或变态反应强烈时，渗出性病变和增生性病变可出现以坏死为主的病理变化。结核性坏死属凝固性坏死的

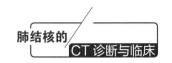

一种，因在坏死组织中含有结核菌的脂质和巨噬细胞在变性坏死中所产生的细胞内脂质等，这种坏死组织不液化，呈淡黄色、均匀细腻，形态似奶酪，故称干酪样坏死（caseous necrosis），干酪样坏死中含有多少不等的结核菌，可长期以休眠形式生存。

干酪样坏死可出现钙化或骨化，周围纤维组织增生，继而形成纤维包裹，病变可长期稳定。在某些因素作用下，干酪样坏死灶亦可发生液化，液化物质可成为结核菌的培养基，结核菌大量繁殖，导致病变渗出、扩大。当肺、肾等器官的干酪样坏死灶液化时，坏死物质可经肺支气管和肾输尿管排出而遗留组织缺损，则肺、肾形成空洞性病变，不仅干酪样坏死物质具有显著传染性，患者也会因为空洞性病变的形成而成为结核病的重要传染源。

在结核病病程中，随着机体免疫力增强使巨噬细胞大量吞噬结核菌，或者抗结核药物对结核菌的杀灭作用起效，病灶中的结核菌数量大幅度减少或者彻底被清除，炎症改善，渗出的病灶可能完全吸收；也可能纤维增生病变占主导，细菌活力受到打压而病灶倾向稳定；小的病灶可能因脱水或者代谢环境改变，钙盐沉积形成钙化病灶，残留的细菌完全休眠；空洞壁肉芽组织增生使空洞闭合，没有闭合的空洞壁也可能没有了活动性的结核菌而成为净化空洞。

完全吸收消散、纤维化瘢痕、结核瘤、钙化、净化空洞等都是病灶稳定或者痊愈的表现形式。由于稳定的病灶中仍存在休眠的结核菌，当机体免疫力下降至不能限局细菌活力时，结核菌又有可能引起组织损害而发病。

第三章

肺结核的临床表现与细菌学诊断

致病菌引起疾病的临床表现与该病原体引起的组织病理改变有关，也与该病原体的结构特点有关。结核菌致病性主要与荚膜、脂质、蛋白质有关，其中细菌细胞壁的脂质是细胞壁的主要成分，主要参与肉芽肿的形成；细胞壁中含量较少的细菌蛋白质，主要引起全身结核中毒症状（发热、盗汗、全身衰弱等）。一般来说，结核病的感染中毒症状较感染革兰氏阳性球菌（如葡萄球菌、肺炎链球菌）和感染革兰氏阴性杆菌（如肺炎克雷伯杆菌、铜绿假单胞菌等）后的中毒症状轻。

第一节　肺结核的临床表现

单纯的肺结核临床症状或不明显，常常呈非特异性，临床体征也不多见。应注意约有 20% 的活动性肺结核患者也可无症状或者仅有轻微症状，因体检、术前常规肺部检查或者其他疾病就诊意外发现者屡见不鲜。

1. 临床症状

（1）咳嗽、咳痰，可伴有胸痛、呼吸困难等症状。大多为间断单声咳嗽，

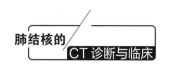

并不剧烈；咳嗽少痰，或者为少许白色泡沫痰；咳黄色痰、绿色痰等罕见；咳嗽、咳痰 ≥ 2 周时需警惕，可伴有咯血，但以咯血为首发症状者并不少见。胸痛、胸闷、呼吸困难以结核性胸膜炎多见；急性、亚急性血行播散性肺结核可能咳嗽、咳痰不明显，而胸闷、呼吸困难等较突出。

需要注意的是，慢性支气管炎和（或）肺气肿患者，如果再罹患肺结核时，原有肺部症状可能掩盖肺结核症状而被忽视。

（2）发热，持续或者间断轻、中度发热是结核病的重要线索，常表现为午后低热，可伴盗汗、乏力、食欲降低、体重减轻、月经失调，发热伴寒战者少见。午后低热、盗汗常常被认为是结核病的较特异全身中毒症状，但患者大多对低热不易察觉，盗汗在罹患肺结核时虽有较高的发生率，但并非结核病的特异表现。

（3）结核变态反应引起的过敏表现

如结节性红斑、泡性结膜炎和结核风湿病（Poncet 病）等，但笔者在临床工作中少有遇到。

2. 体征

患肺结核时，患者的肺部体征常不明显，肺部病变较广泛时可有相应体征，有明显空洞或者并发支气管扩张时可闻及中小水泡音；康尼峡缩小提示肺尖有病变。

第二节 肺结核的细菌学诊断

我国是结核病高流行国家，儿童普种卡介苗，结核菌素（PPD-C5TU）试验阳性对结核病诊断意义不大，但未接种卡介苗的儿童结核菌素试验阳性则提示已受结核菌感染或体内可能存在活动性结核病。当结核菌素试验呈现强阳性时表示机体处于超敏状态，发病概率高，可作为临床诊断结核病的参考指征之一。

T 淋巴细胞特异性相关实验与检测是近年来发展起来的针对结核病诊断的有益技术。

PCR、核酸探针检测特异性 DNA 片段、色谱技术检测结核硬脂酸和分枝菌酸等菌体特异成分技术，由于在临床上还存在假阳性和假阴性、各实验室之间难以评价等困难，限制了其临床推广。

特异的病理学改变、痰涂片或痰培养阳性是肺结核诊断的金标准。痰涂片镜检和培养及纤维支气管镜肺泡灌洗液涂片检查是临床上常用的细菌学诊断方法。

1. 菌阳肺结核的诊断

痰涂片阳性是诊断肺结核的可靠依据之一，方法简便、快速、可靠，但阳性率一般不超过 35%。除采用齐 - 尼二氏染色法外，目前 WHO 推荐使用 LED 荧光显微镜检测抗酸杆菌，省时、方便，连续 3 次以上检测可提高检出率。由于肺结核患者的排菌具有间断性和不均匀性特点，所以需要反复多次查痰。通常初诊患者至少需要送检 3 份痰标本，包括夜间痰、晨间痰和即时痰；无痰患者可采用超声雾化导痰、下呼吸道采痰及支气管冲洗液或支气管肺泡灌洗液（BALF）收取标本。痰涂片检测抗酸杆菌阳性，尚不能区分结核分枝杆菌与非结核分枝杆菌，但由于非结核分枝杆菌致病机会较少，所以痰中检出抗酸杆菌对肺结核诊断具有重要意义。

为了提高痰检阳性率，首先须保证留取的痰标本合格，如果患者留取的痰标本中含有食物残渣、牛奶、豆浆、菜叶、血液或者纯粹唾液等，则必须指导患者重新留取。为了使留取的痰液合格，应嘱患者留取痰液前避免进食，漱口后深咳嗽以尽可能留取来自结核病灶的干酪性痰、腐物性痰或者脓性痰，这是提高检出率的基础。

痰检每个环节都需要细致操作，这需要极大的耐心和极强的责任心。涂片时应挑选脓性痰、腐物性痰，一个痰液标本有时需要多角度选材，而一份质量好的标本甚至需制作 5～8 张玻片。涂片、干燥、固定、染色、脱色、再染色、阅片，每个步骤需一丝不苟。在阅片环节，需仔细观察每个视野，对于质量好的标本有时需要观察上百个视野。

痰培养敏感度高于涂片法，常用的改良罗氏法培养时间一般为 2～8 周；近年来采用液体培养基和测定细菌代谢产物的 BACTEC-TB960 法，10 天即可获得结果。

2. 菌阴肺结核的诊断

我国《肺结核诊断和治疗指南》定义：菌阴肺结核为 3 次痰涂片及 1 次痰培养阴性的肺结核，其诊断标准为：

（1）典型肺结核临床症状和胸部 X 线表现。

（2）抗结核治疗有效。

（3）临床可排除其他非结核性肺部疾患。

（4）PPD（C5TU）强阳性。

（5）肺结核菌 PCR+ 探针检测呈阳性。

（6）肺外组织病理证实结核病变。

（7）BALF 检出抗酸分枝杆菌。

（8）支气管或者肺部组织病理证实结核病变。

具备其中（1）～（6）中的 3 项或者（7）～（8）中的任何一项可确诊。

虽然，CT 的影像学表现没有哪一种形态是肺结核的独有表象，但在临床实践中，结合患者其他临床表现和辅助检查、根据肺部 CT 综合特点，部分菌阴肺结核还是能及时诊断的。

菌阴肺结核最常需要与细菌性肺炎(此外还包括过敏性肺炎、支原体肺炎、真菌感染等)和肺部肿瘤鉴别，这也是鉴别的难点。如果肺部CT表现倾向于细菌性肺炎，予以有效抗菌药物治疗7～14天后，复查CT观察治疗前后肺部影像变化，是细菌性肺炎与菌阴肺结核鉴别的常用方法。但是，在选择抗菌药物时，应避免使用对结核菌有杀灭作用如氨基糖苷类、氟喹诺酮类等药物。肺部肿块穿刺活检，肺部CT增强扫描或者追踪观察，肿瘤标志物如神经元特异性烯醇化酶(NSE)、人细胞角蛋白19片段抗原21-1(Cyfra21-1)、癌胚抗原(CEA)、支原体抗体等的监测，都是菌阴肺结核与其他疾病鉴别的常用方法或指标。

诊断性抗结核治疗是菌阴疑似结核最大程度排除其他疾病后的试探性治疗，也是不得已的鉴别手段。诊断性抗结核治疗疗程大多在3～4周以上，少数患者时间可能更长。由于忌惮抗结核药物的不良反应，加上评价疗效的时间较长，诊断性抗结核治疗成为鉴别菌阴肺结核的最后方法。

肺部典型的结核CT图像，加上肺外如淋巴结、骨骼、腹膜、肾脏、结肠、女性附件等部位的慢性肉芽肿，可能有助于菌阴肺结核的诊断。

第四章

肺结核病理与 CT 影像学关系

    肺部结核病理改变是 CT 影像的基础，肺结核病理可呈现渗出、增殖、干酪、空洞 4 种形态或时期。渗出、干酪是病情进展的表现，增殖所致的纤维硬结灶、钙化是病情稳定或者痊愈的表现。根据病灶渗出轻重，CT 影像呈淡薄影、云絮样影或者磨玻璃影，甚至实变影；增殖病灶 CT 呈边缘清晰的高密度影。根据病理改变，肺结核的 CT 影像学改变呈现病灶分布的多灶性、形态多样性、钙化多见性、肿块少有性、结节少堆积、CT 少强化，即"三多""三少"改变。

1. 病灶分布的多灶性

    支气管播散或者血行播散是肺结核病变多灶性的主要原因。干酪性病变通过支气管可引起其他肺段、肺叶或者对侧肺组织播散，向下、向上播散分别称之为流沙样播散和火焰样播散；支气管播散还与树芽征形成有关。结核菌通过血行播散至肺内各部位，以中、上肺最显著，表现为粟粒样病变。结核病灶可向胸膜浸润，形成积液、胸膜增厚、粘连、钙化或者向纵隔淋巴结蔓延引起纵隔淋巴结肿大。卫星灶属于多灶性的典型表现。

2. 形态多样性

    结核的病理改变随病程中结核菌数量、免疫力等变化而不同，可使结核病灶呈现多种病理状态，同一患者 CT 影像上可同时或部分出现下列影像改变：浸润渗出、粟粒播散、干酪坏死、空洞形成、肺叶不张、纤维增殖、结节形成、硬结钙化、胸腔积液、胸膜粘连、胸膜增厚、气胸形成等，即使通过规范治疗，病变吸收仍然可能较慢（1 个月以内变化较小）。笔者发现：病灶形态越是多样，则越发支持肺结核诊断。

3. 钙化多见性

无论是经过治疗还是未经过治疗的结核病灶在渗出浸润向吸收好转发展过程中，由于局部 pH 改变，钙盐沉积，开始出现小颗粒状钙化，继而渐渐增多、增大。钙化是结核病理演变过程中常见的结局之一，也是结核病变较有特征性的 CT 影像之一。肺癌钙化少见，约占 5%。

4. 肿块少有性

肿块是病理组织的局限增生。结核病理肉芽增殖即是纤维条索状物的形成、纤维块状物的形成，常伴随其他形态病灶的存在，结核纤维块长大罕见。肺结核病灶以渗出为主时则影像以淡薄影为 CT 特征，呈非肿块性表现；以空洞为主时可呈无壁空洞（虫蚀样空洞）、薄壁空洞、干酪空洞、纤维厚壁空洞等形态，也属非肿块性；以结核球为主时则呈圆球形，由于球形干酪灶周围有一层纤维包膜，所以边缘较光整，很容易与土豆或者姜状生长的肺癌病灶鉴别。

5. 结节少堆积

结核肉芽增殖形成的结节样病灶常常散在分布，也可聚集成簇，但堆积成为一个病灶少见。增殖灶中心可变质、坏死形成小块干酪灶，当增殖灶未发生坏死液化时，CT 显示密度均匀影，而非堆积影，较少出现小结节堆积的癌灶表现。

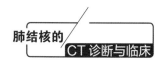

6. CT 少强化

结核干酪灶由于血管分布少或者乏血供，对比剂随血流进入病灶中心的数量较少，故强化不明显。即使增殖的纤维病灶，由于血液供应显著低于正常肺组织，一般增强前后的 CT 值值差＜30HU 范围。肺癌的血供相对较丰富，对比剂随血流进入病灶量大，因此强化较明显，一般 CT 值值差＞30HU。比较同一部位、同一层面病灶增强前后的 CT 值变化具有较大意义。

虽然"三多""三少"影像学特征高度概括了结核病理改变与 CT 影像的主要关系，具有较大指导意义，但临床上"异病同影"或者"同病异影"仍是我们的日常困扰。过分强调 CT 的特异性征象，可发生误诊；而过低评价 CT 征象又会使一些征象失去鉴别价值。当发现肺内病变时，全面综合分析病变发生部位、基本形态、病变大小、数目及其周围征象，可能避免不该发生的误诊。因此，正确的影像诊断需要医师在病理基础上对疾病基本影像的正确认识及长期经验的积累。

第五章

肺结核临床分型的 CT 特点

　　肺结核患者由于肺泡、间质、气道、血管、胸膜等均可发生不同病变，肺内淡薄的浸润渗出、高密度纤维增殖或者结节、干酪病变、空洞、病灶播散、肺叶不张、硬结钙化、积液、胸膜粘连等可单一、可部分出现在同一患者。在 CT 影像学方面，如果说肺结核的上述任何一项形态均属非特征性表现，那么发生在肺野的病变多灶性、病灶呈现的多态性则是其相对特征，临床上不同分型的肺结核 CT 影像学特点不尽相同。

1. 原发综合征

　　原发性肺结核（primary pulmonary tuberculosis）是指人体初次感染结核菌而引起的结核病。原发性肺结核的主要病变特征是肺内原发病灶、淋巴管炎和肺门淋巴结核，亦称原发综合征（primary complex）。因为该型肺结核在儿童多见，故又称儿童型肺结核。一般认为原发性肺结核多见于儿童，但随着 HIV 感染及药瘾病例增多等，原发性肺结核也可见于免疫力低下的成人。

　　CT 能够清楚显示原发病灶和（或）肺门肿大淋巴结等病变，但肺内原发病灶、淋巴管炎和肺门淋巴结肿大三种影像均具备的典型影像学改变并不多见。

2. 血行播散性肺结核

　　肺内原发病灶中的结核菌侵入血流可引起结核的全身播散，结核菌可通

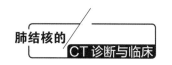

过上腔静脉血流引发肺的血行播散，并可累及脑、肾、肝、脾、胰、椎体等。

急性血行播散性肺结核在 CT 片上表现为"三均匀"，即阴影大小均匀、分布均匀、密度均匀，与支气管走行无关，常伴有严重的临床症状；急性血行播散性肺结核为一次性大量血行播散，在 HRCT 上显示为直径 2～3mm、边缘光整、弥散分布的小结节病灶，主要位于肺间质内。亚急性或者慢性血行播散性肺结核表现为大小不一、密度不同、分布不均的病灶。血行播散性肺结核 CT 诊断上要与转移性肺癌、肺泡癌、尘肺、结节病等鉴别，结合原发病、职业史、临床症状和实验室检查有助于鉴别诊断。

3. 继发性肺结核

继发性肺结核（secondary pulmonary tuberculosis）指在原发性肺结核自愈或者治愈后，机体内残存的结核菌再燃或者再次外源性感染引起的肺结核病，此型肺结核多见于成人，又称成人型肺结核病；营养不良、贫血、糖尿病、矽肺、癌症等导致的免疫力低下是继发性肺结核发生的高危因素。在继发性肺结核早期，肺结核呈边缘模糊的斑片状实变及小的卫星灶，甚至可形成肺野边缘的肺亚段及肺段实变。

继发性肺结核按病变形态可分为以下几种类型：

（1）浸润性肺结核

浸润性肺结核是继发性肺结核中最常见类型。开始时病灶多位于肺尖部，病灶大小不一，一般直径为 0.5～1.0cm，以增生性病变为主，亦可见渗出性病变，病灶内可见干酪样坏死。患者免疫力强，病变常出现纤维化、钙化；患者病情稳定，亦可无任何症状，偶尔体检发现；部分患者免疫力低下，病灶可发展，病变不规则，呈灰褐色或者灰白色实变，边界不清，病变内常见淡黄色坏死，镜下观察可发现病变周围区肺泡内有浆液性渗出，可见淋巴细胞、单核细胞和中性粒细胞浸润，病灶中央可有干酪样坏死，坏死周围有类上皮细胞，此时如果及时、规范治疗，病变可吸收或者部分吸收，坏死及肉芽肿病变可通过纤维化、包裹及钙化等方式愈合；但部分病例可恶化、发展，病灶中心液化，坏死物排出形成结核空洞，若病变长期不愈，则发展为慢性纤维空洞型肺结核。

CT影像学表现有以下特点：①好发于肺上叶尖后段和下叶背段，但下叶基底段结核也不少见；②病变可局限，也可多肺段侵犯；③往往多种形态同时存在，密度不均匀，边缘模糊或者部分模糊，可伴有纤维化和钙化；也可有空洞，其形态和大小不一，可呈圆形、卵圆形、不规则形、多房形等，结核性空洞出现液平罕见；④CT增强扫描病灶不强化或者强化不明显是肺结核重要的影像学特点，也是和肺癌进行鉴别的重要依据；⑤可伴有支气管播散灶、胸腔积液、胸膜增厚与粘连；⑥病变进展或者吸收均较缓慢。

（2）慢性纤维空洞型肺结核

慢性纤维空洞型肺结核在临床上非常常见，一般是浸润性肺结核形成空洞发展的结果，亦可由结核瘤恶化或者干酪性肺炎发展而成。一侧肺或者双侧肺出现一个或者多个空洞，空洞周围及肺组织内可出现大小不等、新旧不一的病灶；由于常伴有肺组织纤维化和脏层胸膜增厚，肺体积常缩小、胸廓左右不对称或者畸形；纤维空洞型肺结核可进一步恶化，转化为硬变型肺结核，临床称结核性毁损肺。

CT表现复杂多样，有以下特点：①肺部同时可有渗出、干酪、纤维、空洞、胸膜增厚、钙化等不同病期的病变。空洞多在一侧或者两侧上中肺野，可单发或者多发；空洞的壁被较厚的纤维组织所包围，空洞周围的肺组织多伴有新旧支气管播散病灶和纤维修补同时存在，常以纤维增生为主；②患侧肋间隙变窄，纵隔、气管阴影向患侧移位；③患侧肺门上提，肺纹理呈垂柳状，膈肌上升；④对侧肺呈代偿性肺气肿，心影变小呈滴状心，膈肌下降；⑤有支气管播散病灶、胸膜增厚粘连，膈肌可呈幕状；⑥可见到明显的支气管扩张、

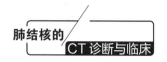

肺纤维化、肺不张等表现。

（3）干酪性肺炎

干酪性肺炎多发生于机体免疫力低下，结核菌量大、毒力强，对结核菌变态反应强的患者，一般由浸润型肺结核或者空洞型肺结核发展而来。按病变大小可分为小叶性和大叶性干酪性肺炎。肉眼观肺叶肿大、实变，切面呈淡黄色或者灰黄色干酪样坏死，可有空洞形成。镜下以大量干酪样坏死病变为主，抗酸染色可找到抗酸杆菌。

CT影像学表现与大叶性肺炎相似，一个肺段乃至一叶肺，甚至一侧全肺显示大片致密实变影，轮廓较为模糊，密度较大叶性肺炎高且不均匀，在大片炎性阴影中常隐约可见密度更高的干酪性病灶。在CT片上呈密度较高且均匀的大片阴影，CT值50～60HU，其中可见多个溶解区或者有钙化点，并可见典型的支气管充气征；CT还可清楚显示空洞壁的厚薄、空洞周围情况、空洞内容物及与引流支气管的关系。

（4）结核球

结核球亦称结核瘤（tuberculoma），大体观察，结核瘤边界清楚；切面呈灰白色或者灰黄色，干酪样坏死呈同心圆层状排列。有时中心或者偏中心区可见溶解、液化。结核瘤直径大多为2～4cm，一般为单个，亦可多个，多位于肺上叶。黄志英等对1956—1997年间的1638例（1817个病灶）结核瘤总结分析，以直径≥2cm为标准，其中>2cm者占全部结核瘤的83.8%，直径最大者为7.3cm，单发者占88.3%；结核瘤占全部同期继发性肺结核手术切除标本的32.66%。

CT表现有以下特点：①好发于肺上叶尖、后段及下叶背段，右肺多于左肺；②直径2～4cm者多见，>5cm者不超过5%；③以圆形及椭圆形多见，亦有长圆形、多边形及分叶形等；④多为中等密度，大多密度不均，可有钙化，钙化灶呈点状、块状、星状、环状、分层状或者同心层状排列，多量钙化对结核球的诊断有重要价值；⑤多为单个，也有多个的，多发者通常为2～4个，偶尔可达10个；⑥部分结核球可液化后形成空洞，其形状可呈半月状或者镰刀状、圆形、长圆形，多为偏心性或者向心性，即空洞靠近引流支气管侧，中央性及离心性者较少见；内侧端有引流支气管征是结核空洞较特征性的表现之一；⑦其周围可有散在的结节状、片状或者条状卫星灶，此表现对结核球的诊断有一定价值；⑧结核球外围轮廓一般整齐，边缘光滑，仅少数有分叶，但分叶不深、不明显，也可见毛刺，但毛刺多粗长，与肺癌的细短毛刺不同；⑨周围胸膜可有粘连增厚或者钙化，呈条状、线状或者幕状阴影，但少见胸膜凹陷征；⑩结核球在CT增强后不强化或者仅有边缘轻度环状强化，是与肺癌的重要鉴别特点之一。

4. 气管及支气管结核

气管支气管结核又称气管支气管内膜结核，是发生在气管支气管黏膜或者黏膜下层的结核病变。早期炎性渗出，在纤维支气管镜下主要表现为黏膜充血水肿，活检呈慢性炎性改变，进一步发展呈溃疡性肉芽肿，最终形成纤维瘢痕。病变的支气管远端肺组织可出现继发性不张或者实变、支气管扩张及支气管播散、支气管血管扭曲集中、局灶性肺气肿等。气管支气管内膜结核早期是可逆的，管腔内膜改变不伴有管壁改变是气管支气管结核的早期征象。气管支气管结核主要发生于左右上叶支气管，尤其左上叶支气管多见，其原因一般认为与左上叶支气管淋巴引流较差有关。气管支气管结核常合并有肺结核，肺结核合并内膜结核者尸检报告高达40%～80%。

气管支气管结核的CT表现包括管腔和管壁的改变。管腔可变狭窄甚至闭塞；管壁表面可不光滑或可出现结节状突起，管壁增厚、密度增高、僵直、钙化等，这些征象均不具有特异性，应结合纤维支气管镜、临床和其他检查做出诊断。

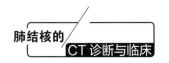

5. 结核性胸膜炎

结核性胸膜炎根据病变性质分为渗出性和增生性两种，临床上以渗出性较多见，儿童和青年多发；胸膜下病灶沿胸膜淋巴液播散到胸膜，结核菌也可经血行播散到胸膜，胸膜受结核菌及其代谢产物的刺激均可发生渗出性胸膜炎。病变以浆液和浆液纤维素性炎为主，常引起胸腔积液，有时出现血性积液。渗出性结核性胸膜炎如治疗及时和规范，一般在 1～2 个月可吸收消退；增生性结核性胸膜炎多由肺内病灶直接蔓延至胸膜所致，病变以增生性改变为主，很少有胸腔积液，大多表现为局部胸膜增厚和粘连。胸膜钙化是诊断胸膜结核较有特征性的依据。

结核性胸膜炎没有形成包裹性积液时，如果积液量少，CT 片则表现为胸腔下部后方新月状弧形高密度影，密度均匀，边缘清晰、光滑，凹面向前，CT 值略高于水；如果积液量大时，则脏层胸膜下肺组织被压缩呈实性密度影，为肺膨胀不全表现，多发生于肺下叶后部。包裹性积液是胸膜局部或者广泛粘连、分隔所致，CT 影像呈球形、半球形或者扁球形，与胸壁夹角呈钝角，周围胸膜肥厚，年久胸膜可钙化。斜裂或者水平裂间积液的 CT 图像表现较为复杂，临床上有时误诊为肺内实质性肿块。连续性的图像分析可以发现积液影的边缘逐渐变细，呈梭形或者鸟嘴状，据此征象可以确定积液与斜裂之间关系并确诊，即病变位于斜裂或者水平裂的走行线路上，且呈水样密度影，则叶间积液诊断可以确定。另外，肺段间隔也可出现水肿或者积液。

结核性胸膜炎患者肺内常常合并有不同形态的结核病灶，CT 图像上可呈现相应表现。

第六章

CT 在肺结核诊断中的优势

计算机体层摄影（CT）由 Hounsfield 发明，1972 年被应用于临床。CT 的发展经历了头部 CT、体部的单层 CT 阶段，逐步发展到单层螺旋 CT 及多层螺旋 CT 阶段，且多层螺旋 CT 已经广泛应用于临床。目前多层螺旋 CT 技术发展方兴未艾，除普通扫描获取清晰的横断面图像外，还可进行多平面重建、仿真内镜、3D 后处理等技术以获得二维及三维图像。随着 CT 计算机技术的发展，各种功能强大的附属软件也随之发展起来，使胸部疾病 CT 诊断的深度和广度不断进步。CT 在胸部疾病的影像诊断及鉴别诊断中逐步展现了强大技术潜力，在胸部疾病诊断中日益发挥着不可替代的作用。

传统放射技术胸片曾经在肺结核病防控方面发挥过重大作用，但由于图像重叠、组织分辨率差等原因，限制了其作用；相应地 CT 技术却具有下列优点：

（1）可清晰显示人体横断面影像，避免了结核病变本身及结核病变与肋骨、血管、胸部软组织等的影像重叠。

（2）可发现胸内隐匿部位结核病变，包括肺尖、胸骨后、心脏重叠区、膈肌附近、肋膈角、心影后等胸片盲区。

（3）发现肺门、纵隔淋巴结病变影像特点，鉴别其性质。

（4）可清晰显示各类型肺结核不同时期的病变特点，如早期发现肺内粟

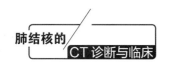

粒阴影、小的空洞、少量积液、包裹性积液、叶间积液和其他胸膜病变等。CT 分辨能力的提高，使肺内孤立结节病灶的检出率明显提高，高分辨率 CT（high-resolution CT，HRCT）可显示正常肺小叶结构，有助于肺小叶中心结节、肺小叶间隔病变及网状和蜂窝状影像的判定。仿真内镜技术可以显示肺段，甚至亚段支气管，对于气管、支气管狭窄、闭塞及管腔内病变的诊断非常有帮助，可为肺结核的鉴别诊断提供依据。

（5）可显示或者精确测量正常组织与病变组织之间密度差异，具有较高的对比分辨率，对确定组织结构及病变性质具有重要价值，有助于结核的诊断与鉴别诊断。

（6）静脉注射造影剂即增强 CT，通过不同时相可观察选定部位的密度强化状况，有助于肿块阴影、空洞、孤立结节和浸润阴影的诊断与鉴别诊断；肺内病变的增强 CT 扫描对于病灶良恶性鉴别有很大帮助。文献报道，恶性肿瘤增强扫描平均 CT 值增加 40HU（20～108HU），包括结核在内的肉芽肿及良性肿瘤增强扫描平均 CT 值增加 12HU（4～58HU）。

（7）结核、炎症、肿瘤常常是影像学相互鉴别的难点，可借助 CT 定位下肺穿刺活检以鉴别；在 CT 引导下血管栓塞治疗肺结核顽固性大咯血是临床上常用的治疗手段，效果良好。

目前，胸部 CT 已经成为胸部疾病诊断中常规胸片最有效的补充诊断方法，是包括肺结核在内的胸部疾病诊断与鉴别诊断的首选方法。

肺结核 CT 特征与临床分析

第一章

斑（点、片）或者条片状渗出

渗出是肺结核重要而常见的病理改变之一，是结核的早期病理改变。渗出病灶可呈斑（点、片）或者条片状，常局限于单一肺段、肺叶，也可多肺叶甚至双肺发生，大多形成融合；CT 影像示病灶为或大或小的云絮样、磨玻璃样淡薄影，边缘模糊，密度不均。

此类患者临床上大多具有结核中毒症状，属于病情活动、进展阶段。

需与支气管肺炎、大叶性肺炎、支原体肺炎、过敏性肺炎、病毒性肺炎等鉴别。

【案例 1】

病情简要

患者女，70 岁。反复咳嗽、咳痰 1 个月，以"慢性支气管炎伴肺部感染"收住呼吸科。痰涂片抗酸杆菌（＋）。

影像特点

2015 年 9 月 11 日见右肺散在片絮状密度增高影，边缘模糊，密度不均（图 2-1-1）。予抗结核治疗 7 个月后（2016 年 4 月 8 日），病灶明显吸收好转（图 2-1-2）。

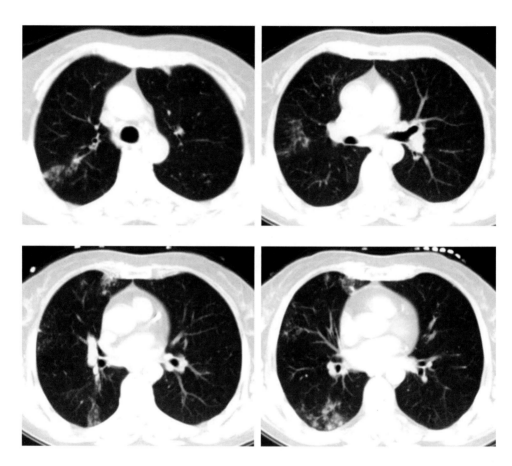

图 2-1-1　右肺散在片絮状密度增高影,边缘模糊,密度不均

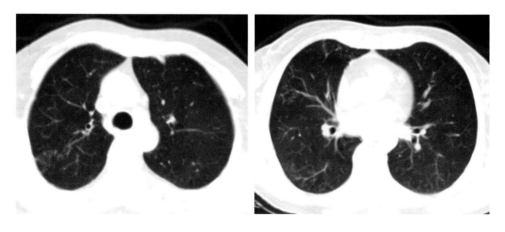

图 2-1-2　右肺散在纤维病变

案例述评

结合初诊时病灶多部位片絮状影、缺乏感染中毒症状等特点，需考虑肺结核可能；由于病灶分布散在，患者应与节段性肺炎鉴别。

慢性支气管炎是老年人的常见病、多发病，需警惕老年人肺结核误诊为慢性支气管炎合并肺部感染。

【案例2】

病情简要

患者男，38 岁。间断咳嗽 1 周。既往有乙型肝炎病史。血常规正常，血沉 43mm/h，C 反应蛋白 21.3mg/L，降钙素原 0.073ng/ml，结核抗体阳性，结核蛋白芯片均阴性，痰涂片抗酸杆菌阴性；予抗菌药物治疗 10 天，复查 CT 肺内病灶无改变，诊断性抗结核治疗有效。

影像特点

2015 年 8 月 16 日双肺上叶及右肺下叶背段片絮状高密度影，边缘模糊（图 2-1-3）。予抗结核治疗 9 个月（2016 年 5 月 16 日）复查，双肺病变基本吸收，右肺仅残留少许纤维灶（图 2-1-4）。

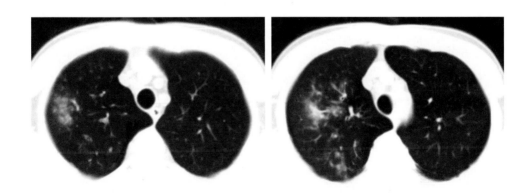

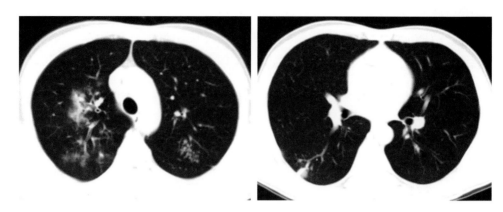

图 2-1-3　双肺上叶及右肺下叶背段片絮状高密度影,边缘模糊

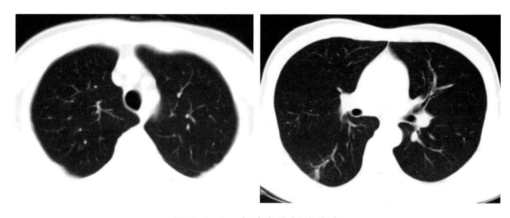

图 2-1-4　右肺少许纤维病变

案例述评

患者病灶位于肺结核好发部位,结合肺内病灶形态特点,可诊断肺结核。由于患者合并有乙型肝炎病毒感染,需警惕抗结核药物的不良反应。

【案例3】

病情简要

患者男,24岁。肛门肿物脱出伴出血2年,加重1年,诊断混合痔。术前常规胸部检查发现肺部阴影,结核抗体阴性,血沉正常,结核蛋白芯片均阴性，结合 CT 影像，考虑肺结核可能性大，予抗结核治疗。

影像特点

2015 年 3 月 16 日示右肺上叶多发小斑片状影，密度不均，边缘模糊（图 2-1-5）。予抗结核治疗 8 个月（2015 年 11 月 25 日），右肺病灶基本吸收（图 2-1-6）。

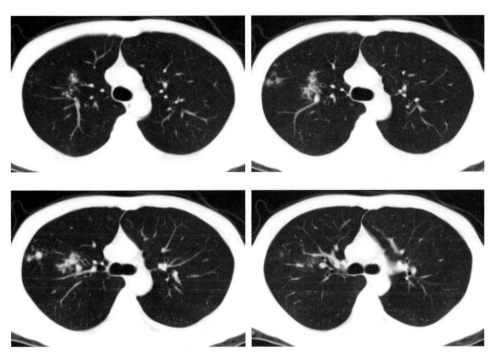

图 2-1-5 右肺上叶多发小斑片状影，密度不均，边缘模糊

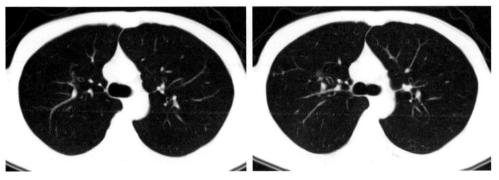

图 2-1-6 右肺上叶少许纤维病变

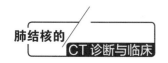

案例述评

患者病灶范围局限，但肺结核影像特点较典型，虽然常见的结核感染指标均阴性，但临床上如此特点的肺结核患者非常常见。

【案例 4】

病情简要

患者女，10 岁。间断发热、咳嗽、咳痰 1 个月。发热无规律，体温在 37.8 ~ 38.5℃，最高达 39.5℃，偶伴畏寒；咳嗽、咳少许白色痰，无明显乏力、纳差、胸痛、呼吸困难、消瘦、盗汗等。血白细胞 9.7×10^9/L，中性粒细胞 71.1%，结核抗体阴性，结核蛋白芯片阴性，T-SPOT 有反应性；PPD（++），反复痰涂片未检出抗酸杆菌，痰培养未见异常；血 CEA、NSE、Cyfra21-1 等肿瘤指标正常，肺 CT 示左肺舌叶病变、左侧胸膜炎。

多家医院包括上级医院先后给予阿昔洛韦、阿奇霉素、头孢西丁、亚胺培南 - 西司他丁等治疗近 1 个月，患者发热基本缓解，咳嗽稍好转，复查肺内病灶无明显改变；予诊断性抗结核治疗 2 个月，舌叶病灶稍好转，但左侧胸膜增厚稍加重；继续行抗结核治疗中出现肝功能异常：总胆红素 65.0μmol/L、ALT 115U/L；停止抗结核治疗，加强护肝 3 个月后，抗结核治疗方案由 INH、EMB、RFP 改为 INH、EMB、利福喷丁，治疗 12 个月停药。

影像特点

2015 年 6 月 15 日示左肺舌叶片状高密度影，边界模糊，斜裂增厚，左侧胸膜肥厚（图 2-1-7）。抗感染治疗近 1 个月（2015 年 7 月 13 日），病变无明显变化（图 2-1-8）。抗结核治疗 2 个月（2015 年 9 月 14 日），舌叶病灶稍缩小，左侧胸膜增厚明显（图 2-1-9）。治疗结束 14 个月后（2018 年 2 月 7 日），仅舌叶遗留少许纤维影（图 2-1-10）。

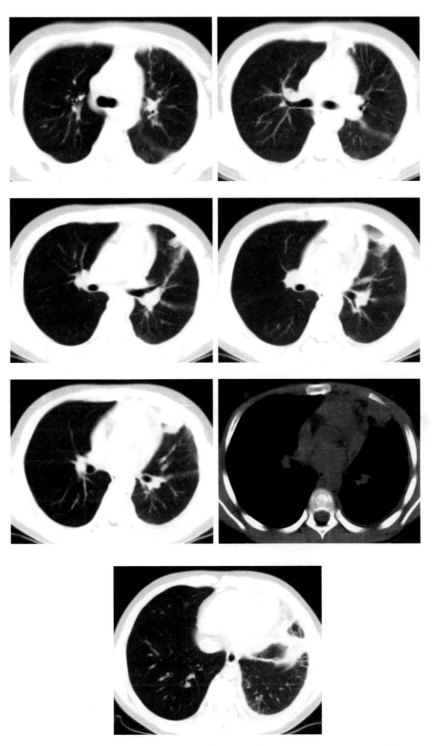

图 2-1-7　左肺舌叶片状高密度影，边界模糊，斜裂增厚，左侧胸膜肥厚

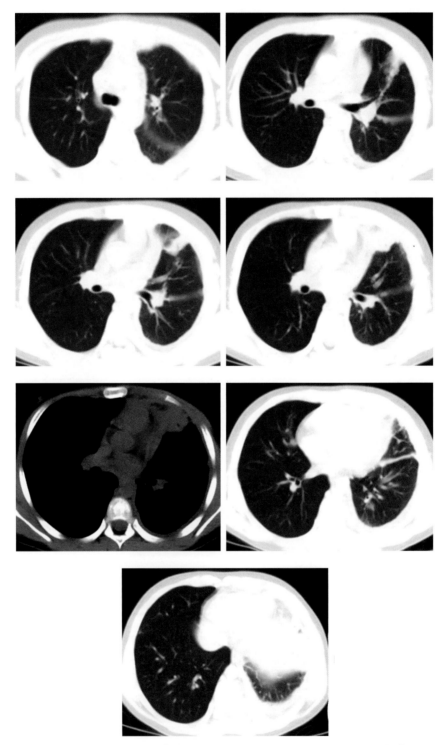

图 2-1-8　左肺舌叶片状高密度影，边界模糊，斜裂增厚，左侧胸膜肥厚

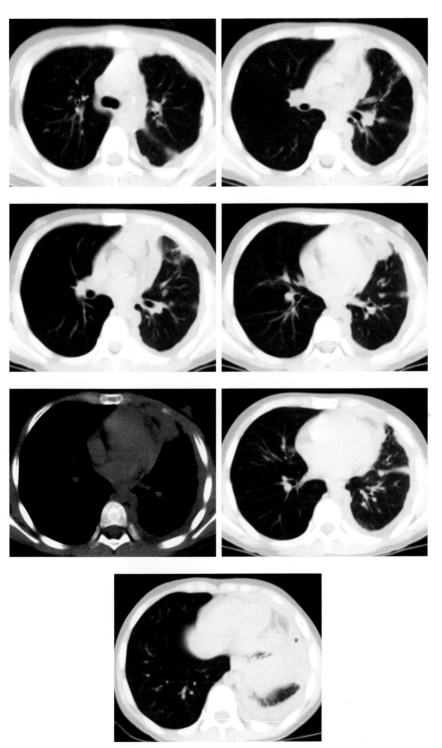

图 2-1-9 左舌叶病灶稍缩小，但左侧胸膜增厚明显

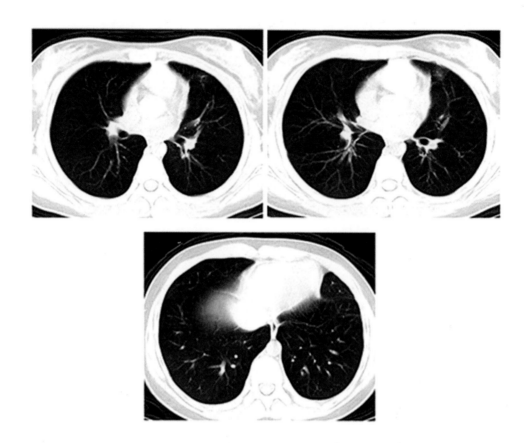

图 2-1-10　左舌叶病变基本痊愈，遗留少许纤维病变，胸膜恢复正常

案例述评

患者反复涂片查痰抗酸杆菌阴性，多种抗菌药物治疗无效，最终行抗结核治疗获得痊愈，提示患者为结核菌感染。

该病例年龄小、病灶发生于结核非好发部位、痰菌阴性、治疗中病情恢复缓慢、肝功能出现异常等，致使诊断和治疗的过程充满曲折。

诊断、治疗过程的经验、教训值得总结：

（1）患者为儿童、年龄小，客观上应考虑非特异性细菌感染或者病毒继发细菌感染或者其他病原体感染可能性大。

（2）CT 影像学提示舌叶感染，使各级医生，甚至上级医生都倾向于非特异性细菌感染而使诊断不易修正，以至于使用了多种抗菌药物。

（3）患者独生女身份，使家长顾虑抗结核药物的不良反应，这是延迟诊断性抗结核治疗的重要原因。

（4）予抗结核治疗2个月后，舌叶病灶稍缩小，但胸膜病变出现加重，肝功能也出现了明显异常，使治疗几乎走进死胡同。患者赴市级、省级医院就诊咨询，上级医院均未提出其他合理建议，均仍倾向继续抗结核治疗，患者继续配合抗结核治疗，最终取得满意疗效。

（5）患者病程中伴随胸膜增厚，需与间皮瘤等鉴别。

【案例5】

病情简要

患者男，58岁。间断咯血1周。CT发现肺部异常；血沉正常，结核抗体阴性，结核蛋白芯片阴性，痰涂片未找到抗酸杆菌。抗感染治疗无效，诊断性抗结核治疗有效。

影像特点

2014年7月26日示双肺上叶散在小斑片状及条索状密度增高影，大部分边缘模糊（图2-1-11）。治疗6个月（2015年2月12日）病灶痊愈（图2-1-12）。

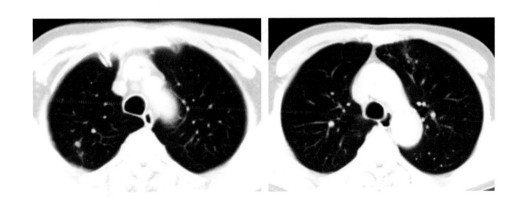

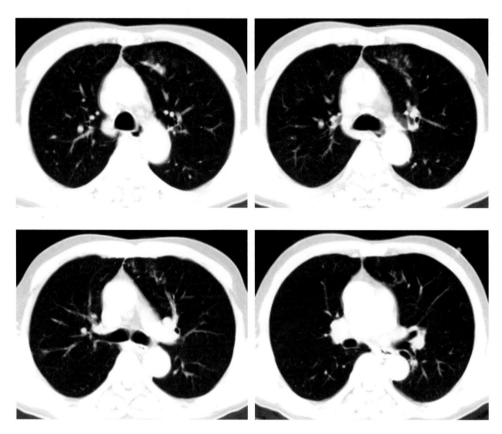

图 2-1-11　双肺上叶散在小斑片状及条索状密度增高影，大部分边缘模糊

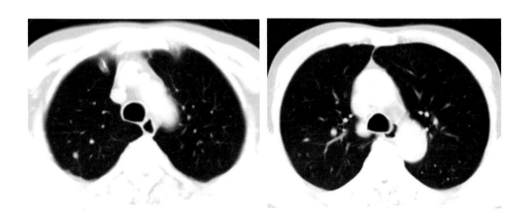

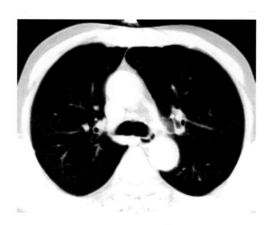

图 2-1-12　双肺渗出病灶吸收，病情痊愈

案例述评

　　虽然双肺上叶为小病灶，但有渗出和明显增殖，需考虑肺结核。由于结核相关实验室检查指标全部阴性，不得不首先予抗感染治疗，既是诊断的程序性需要，也是医疗安全的需要。

第二章

斑点、条索或者条片状增殖

增生反应是结核最常见的病理改变之一，呈斑点、条索、条片状等增殖形态，相对渗出病灶来说，病情倾向于好转或者稳定，但病灶仍可缓慢进展，甚至变质或者干酪坏死、病灶扩散等。CT 影像表现千差万别，但病灶的大部分呈现密度较高、边缘较清晰的斑点、条索、条片状增殖，可能伴有渗出、空洞、钙化、胸膜改变等，是许多患者初诊时的 CT 征象，也可能是部分患者的转归改变。

患者临床症状可能不典型或者缺如，部分患者需与慢性支气管炎合并感染、小叶性肺炎、支原体肺炎等鉴别。

【案例 1】

病情简要

患者男，62 岁。以"反复右上腹疼痛 2 年，再发 6 天"收住外科。诊断胆结石，术前胸片发现肺部异常后 CT 显示肺部阴影；ESR 46mm/h，结核蛋白芯片均阴性，PPD 阳性；抗感染治疗 1 周肺内病灶无改变，诊断性抗结核治疗有效。

影像特点

2016 年 9 月 19 日右肺多发大小不等斑片状影，边缘较清晰（图 2-2-1）；

左上肺少许斑点影。予抗结核治疗半年（2017年3月28日），右肺遗留纤维条索病灶（图2-2-2）。

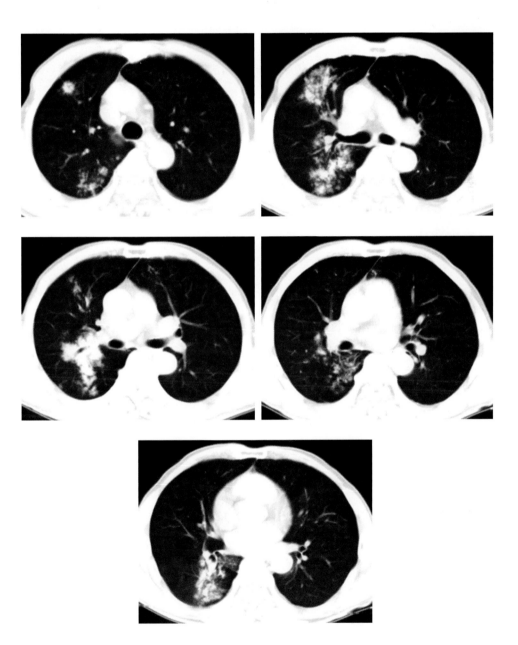

图2-2-1 右肺多发大小不等斑片状影，边缘较清晰；左肺上叶前段少许斑点影

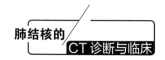

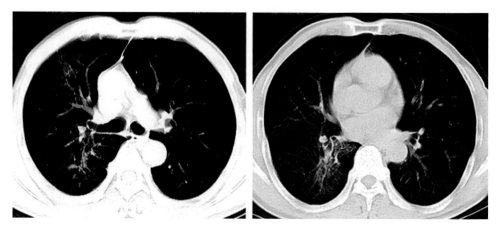

图 2-2-2　右肺病变显著吸收，遗留纤维条索病变

案例述评

患者病灶分布较广泛，病灶形态类似肺炎，易与肺炎混淆；通过抗感染治疗病灶无改变，而诊断性抗结核治疗有效，故诊断为结核。

【案例 2】

病情简要

患者男，37 岁。咳嗽、咳痰 20 天。血常规、血沉正常，痰涂片未找到抗酸杆菌，结核抗体阴性，结核蛋白芯片阴性。抗感染治疗 1 周无效，诊断性抗结核治疗有效。

影像特点

2016 年 3 月 30 日右肺上叶后段局限性斑片状影，密度不均（图 2-2-3）。治疗 7 个月（2016 年 10 月 26 日）遗留少许纤维病变（图 2-2-4）。

案例述评

患者病灶位于结核好发部位，临床上应重点考虑肺结核，诊断性抗结核治疗有效具有鉴别意义。

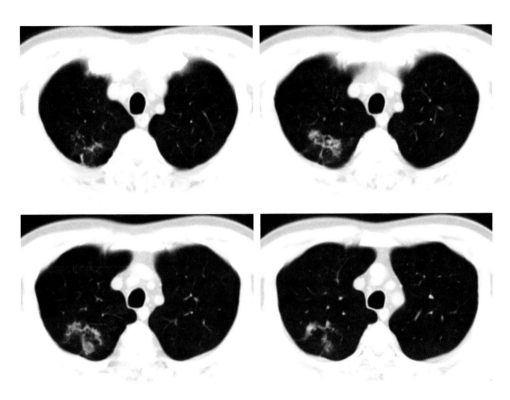

图 2-2-3　右肺上叶后段斑片状影，密度不均

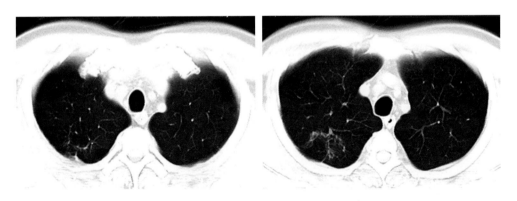

图 2-2-4　右肺上叶病灶吸收，遗留少许纤维病变

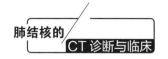

【案例3】

病情简要

患者女，71 岁。反复咳嗽、咳痰 4 年，再发半月。2013 年 7 月 8 日 CT 发现左肺舌叶感染性病变，予左氧氟沙星等抗感染治疗 3 周，症状好转停药；4 个月后因咳嗽、咳痰加重，2013 年 12 月 8 日复查 CT 病灶扩大，考虑肺部感染予阿奇霉素治疗 3 周，症状好转停药。2015 年 2 月 27 日，因受凉咳嗽、咳痰再次加重，CT 示病灶播散，查 NSE、Cyfra21-1、CEA、CA125 均正常，ESR 86mm/h，痰培养正常；支气管镜发现左舌叶支气管新生物、中 – 重度核异质，舌叶新生物病检见肉芽肿性炎改变、未见明显干酪性坏死，刷片未检出抗酸杆菌；此时夜间痰、晨间痰、即时痰涂片均找到抗酸杆菌（＋）。

影像特点

2013 年 7 月 8 日左肺舌叶条片及少许斑点影，边缘模糊（图 2-2-5）。2013 年 12 月 8 日左肺舌叶条片及斑点影，斜裂积液，胸膜增厚（图 2-2-6）。2015 年 2 月 27 日双肺尤左肺广泛斑点病灶，部分融合，左肺舌叶条片影（图 2-2-7）。予抗结核治疗 1 年，2016 年 4 月 28 日（图 2-2-8）复查，双肺病灶大部分吸收，左肺遗留少许纤维硬结。

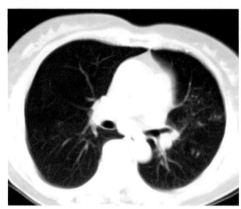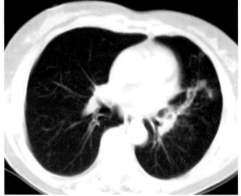

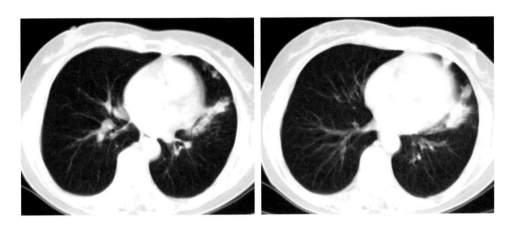

图 2-2-5　左肺舌叶条片及少许斑点影，边缘模糊

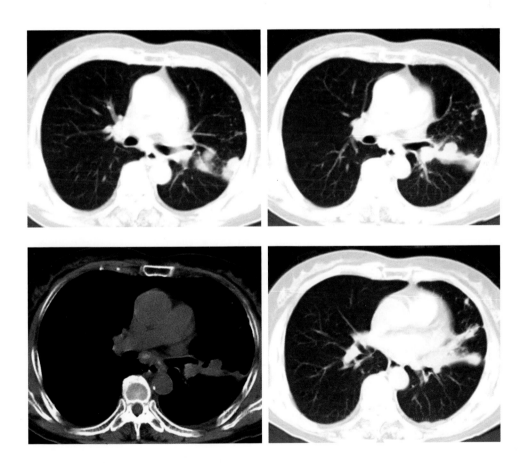

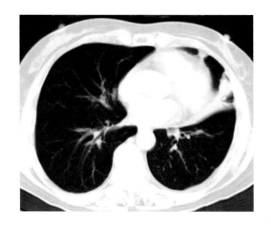

图 2-2-6　左肺舌叶条片及斑点影，斜裂积液，胸膜增厚

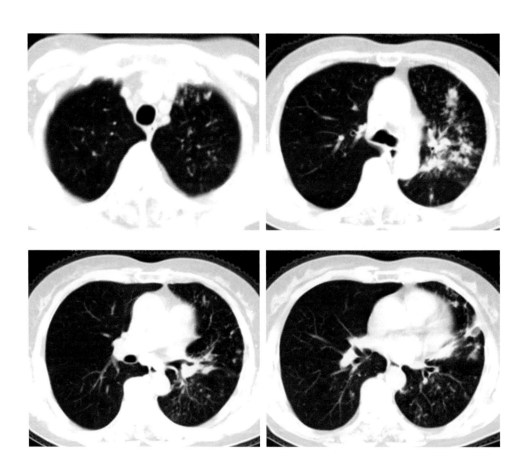

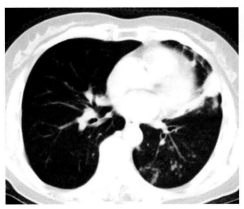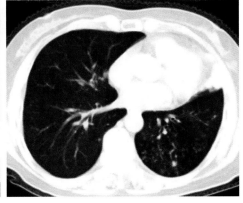

图 2-2-7　双肺尤左肺广泛斑点病灶，部分融合；左舌叶条片影几无变化

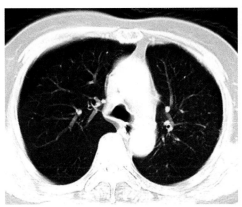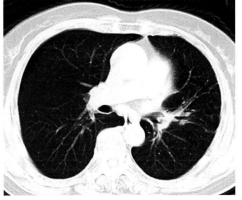

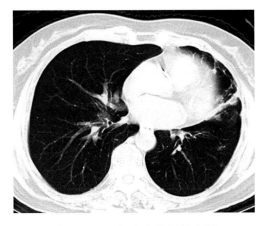

图 2-2-8　左肺少许纤维硬结

案例述评

客观而言，患者起初的临床表现和影像特点均非典型结核，首诊确诊确有困难，但纵观整个病程处置，还是值得总结。

（1）肺结核以单独舌叶首发临床上相对较少，舌叶感染常更多考虑非特异性细菌感染，且患者最初影像也不宜首先考虑结核菌感染，这是延误诊断的客观原因。

（2）处置过程也存在缺陷。前两次治疗浅尝辄止，症状好转即停止治疗，没有复查 CT 了解肺部恢复情况，更没有追查每次发病病因，以至于病灶播散第三次发病；当病灶出现播散时，肺部 CT 已呈现出较典型结核影像特点，而迟来的痰涂片结果只是证实了结核诊断。

（3）前两次发病没有通过简单的痰涂片找抗酸杆菌，是又一处置缺陷，也许一次阳性结果即可改变治疗方向。

（4）在没有充分排除结核的情况下使用左氧氟沙星有混淆治疗效果之嫌，使治疗效果产生歧义。

此外，患者尚有如年龄大、合并的其他疾病使服药负担增加、肺结核诊断不确定性、子女们意见不同等使诊断性抗结核治疗顾虑或困难重重，不能落实，这增加了诊断性抗结核治疗难度，临床上此类情况还不在少数。

【案例 4】

病情简要

患者女，23 岁。咳嗽、咳血痰 4 天。血常规正常，血沉 56mm/h，结核抗体（＋），结核蛋白芯片 LAM、16KD、38KD 均阳性；痰涂片未检出抗酸杆菌，考虑结核可能性大，予抗结核治疗。

影像特点

2014年5月23日双肺上叶及下叶背段片状、条索状影，部分边缘模糊（图2-2-9）。予抗结核治疗1年半（2015年11月13日），双肺病灶缩小，大部分纤维硬结，并发右上支气管扩张和双侧气胸（图2-2-10）。

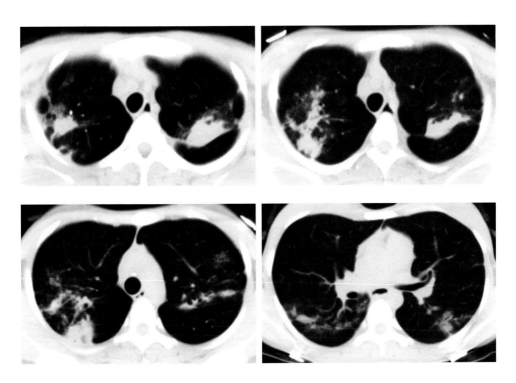

图2-2-9　双肺上叶及下叶背段片状、条索状影，部分边缘模糊

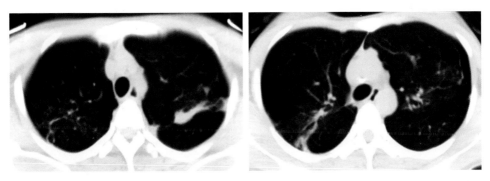

图2-2-10　双肺病灶缩小，大部分纤维硬结；右上支气管扩张和双侧气胸

案例述评

患者结核病灶影像学较典型，结合其他资料，诊断结核较容易；可能因为双肺纤维增殖、患者肺组织本身因素等原因，并发了支气管扩张和双侧气胸。

【案例5】

病情简要

患者女，72 岁。咳嗽、咳痰、气喘 10 余天。CT 示肺部异常，住院期间顽固性咯血。夜间痰、晨间痰、即时痰均检出抗酸杆菌（＋）。

影像特点

2017 年 7 月 17 日双肺斑点、条索影并支气管扩张，以右肺明显，右下肺可见指状影，左上胸膜局限增厚（图 2-2-11）。予抗结核治疗 7 个月（2018 年 2 月 26 日），双肺病灶明显好转，遗留纤维增殖（图 2-2-12）。

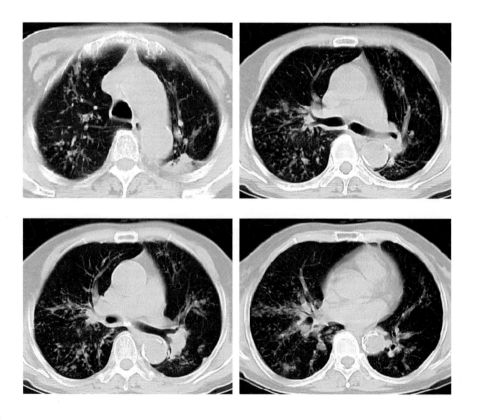

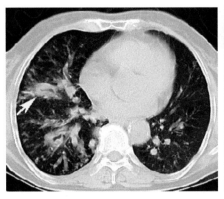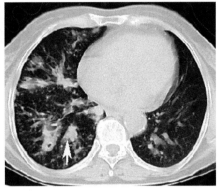

图 2-2-11 双肺斑点、条索影并支气管扩张，以右肺明显，
右下肺可见指状影（箭头）

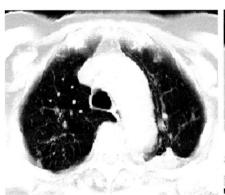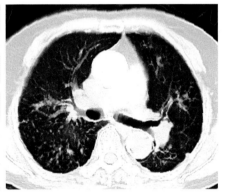

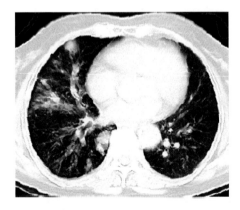

图 2-2-12 双肺纤维病变

案例述评

患者双肺广泛斑点、条索增殖灶，肺结核影像学较典型。分枝状或者指状影，呈指套征或者"V""Y"形征，是扩张的支气管管腔内黏液无法排出所致，又称黏液支气管征或者支气管黏液嵌塞。

结核并发支气管扩张临床多见，是结核患者咯血的主要原因；大咯血有时非常顽固，治疗棘手，可突然导致患者窒息死亡，应高度重视。

【案例6】

病情简要

患者男，45 岁。体检发现肺部阴影 10 余天。ESR 正常，CEA、NSE、Cyfra21-1 等肿瘤标志物阴性，结核蛋白芯片均阴性，结核抗体阴性，PPD 阳性；考虑肺结核影像典型，予抗结核治疗。

影像特点

2016 年 4 月 14 日（图 2-2-13）双肺上叶斑点、条索状密度增高影，右肺上叶不规则纤维结节，其内见斑点状钙化。予抗结核治疗半年（2016 年 11 月 1 日）双肺病灶缩小或者吸收（图 2-2-14）。

案例述评

患者缺乏肺结核相关症状，体检发现较典型结核病灶，仅 PPD 阳性。行抗结核治疗后病灶好转，提示抗结核治疗对于某些初诊纤维灶结核患者也可能有益。

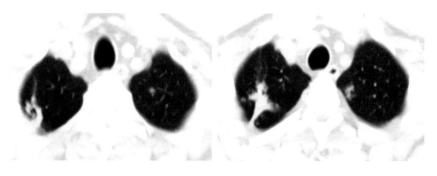

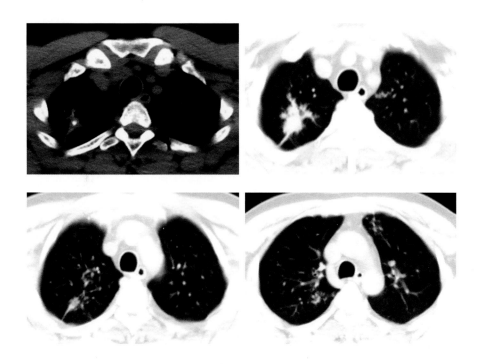

图 2-2-13　双肺上叶斑点、条索状影，
右肺上叶不规则纤维结节，内见钙化

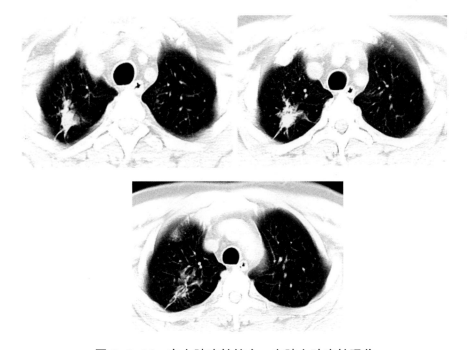

图 2-2-14　右上肺病灶缩小，左肺上叶病灶吸收

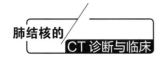

【案例 7】

病情简要

患者女，56 岁。发热、咳嗽半月余。最高 38.0℃，抗感染治疗中痰涂片抗酸杆菌（++++）。

影像特点

2013 年 12 月 16 日示右肺上叶尖段、左肺下叶背段纤维增殖或硬结灶，左肺下叶后基底段大片密度增高影，密度不均（图 2-2-15）。予抗结核治疗 9 个月（2014 年 9 月 10 日），双肺病灶明显好转（图 2-2-16）。

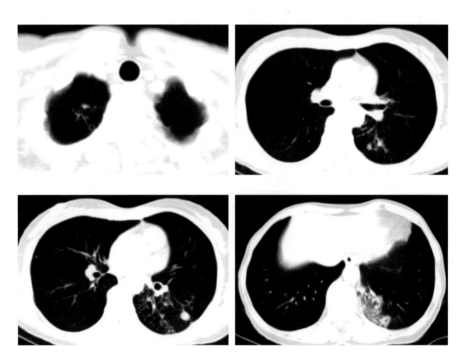

图 2-2-15　右肺上叶尖段、左肺下叶背段纤维增殖或硬结灶，
左肺下叶后基底段大片密度增高影

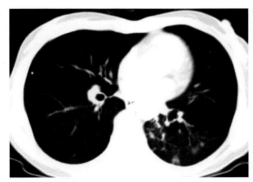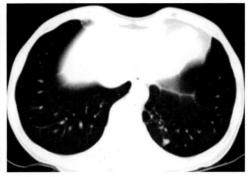

图 2-2-16　双肺遗留少许纤维病变

案例述评

病灶相对"较轻"，而痰菌 4 个（＋），痰检结果出乎意料，可能与留取痰液时机、痰液质量、检验者工作质量等有关。

【案例 8】

病情简要

患者男，79 岁。反复咳喘 20 余年，加重半月，意识丧失 2 小时。否认肺结核病史，多年来一直诊断为"慢性支气管炎、肺气肿"，未正规检查和治疗，痰涂片抗酸杆菌（＋）。

影像特点

双肺斑点、纤维条索状高密度影，右肺下叶背段空洞，右侧可见包裹性气胸，双侧胸膜增厚（图 2-2-17）。

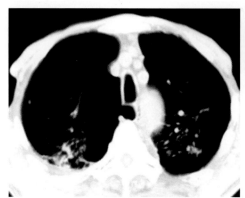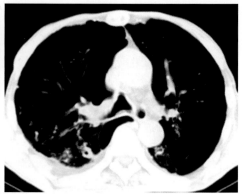

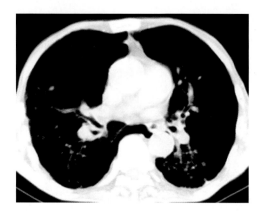

图 2-2-17　双肺斑点、纤维条索状高密度影，右肺下叶背段空洞，
右侧包裹性气胸

案例述评

该病例提示，诊断"慢性支气管炎"时一定要与肺结核鉴别。

结合病史和肺部病变特点，患者可能误诊了 20 余年，到了生命末期才确诊，实属遗憾；如果及时查痰、及时行肺部必要检查等，也许早已得到正确诊断和治疗。

【案例 9】

病情简要

患者男，65 岁。咳嗽 1 月余。痰涂片抗酸杆菌（＋）。

影像特点

双肺散在斑点、斑片及条索状密度增高影，左肺上叶可见点状钙化；右肺中叶圆形结节影，边界清楚，直径约 1.1cm，邻近胸膜增厚（图 2-2-18）。

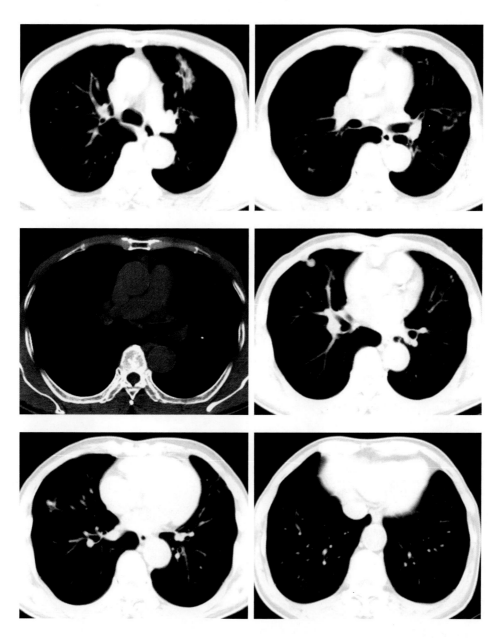

图 2-2-18　双肺散在斑点、斑片及条索状密度增高影，左肺上叶钙化；
右肺中叶圆形结节影

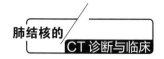
案例述评

病灶多处分布、形态多样，肺结核影像典型，临床上该特点的结核非常多见。

【案例10】

病情简要

患者男，58岁。间断咳嗽、咯血1月余。痰涂片抗酸杆菌（++）。

影像特点

2016年6月4日双中上肺广泛纤维条索影，双肺多发肺大泡和点状钙化；左肺下叶团、片状病灶，可见空洞，左侧胸膜增厚（图2-2-19）。治疗半年（2016年12月13日），双肺病灶明显好转（图2-2-20）。

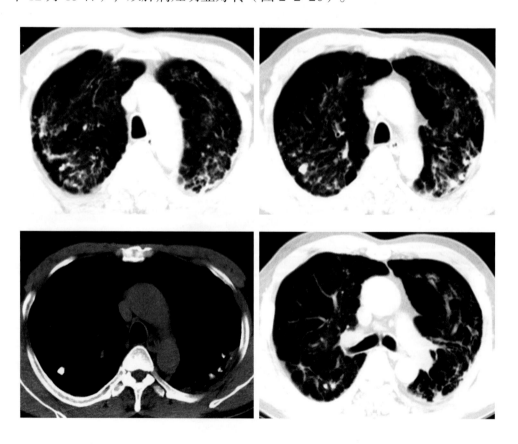

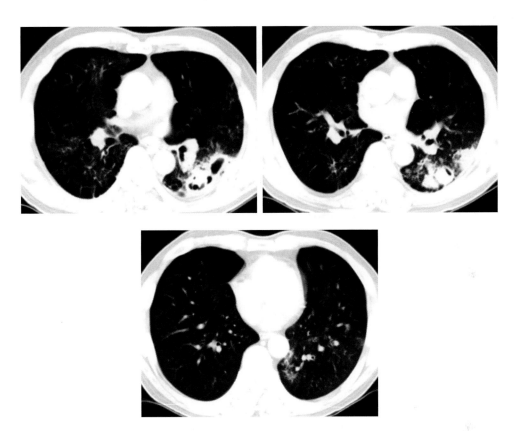

图 2-2-19　双中上肺广泛纤维条索影，双肺肺大泡和钙化；
左肺下叶团、片状病灶并空洞

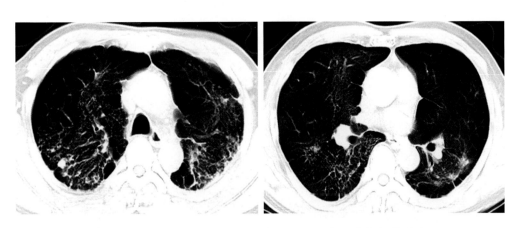

图 2-2-20　双肺病灶明显吸收，空洞闭合，遗留纤维病变

案例述评

患者双肺病灶广泛分布，大量间质纤维化、钙化、空洞、胸膜增厚等形态并存，肺结核影像学形态典型。

痰菌阳性对于肺结核诊断至关重要，但某些患者根据病灶典型影像特点即可诊断。

【案例 11】

病情简要

患者女，51 岁。右上腹隐痛不适 2 月余。诊断"胆囊多发息肉、胆囊炎"。胸部检查发现肺部异常，抗感染治疗 1 周无效，诊断性抗结核治疗有效。

影像特点

2013 年 10 月 21 日右肺上叶胸膜下局限斑点聚集灶，密度不均（图 2-2-21）。予抗结核治疗半年后（2014 年 5 月 12 日），基本痊愈（图 2-2-22）。

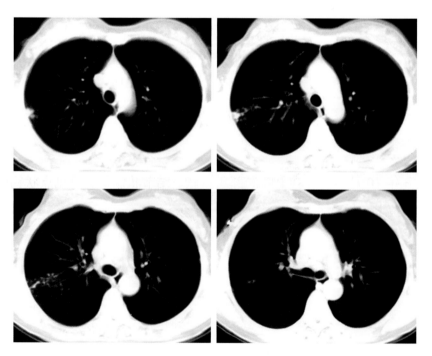

图 2-2-21　右肺上叶胸膜下斑点聚集灶

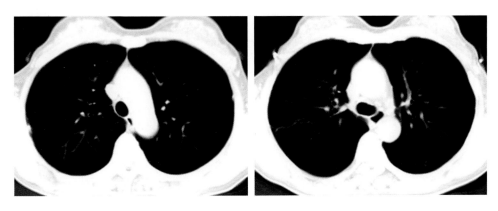

图 2-2-22　右肺上叶少许纤维条索病变

案例述评

虽然患者病灶小而局限，但部位、形态等呈现典型肺结核影像征象。

有人认为，肺上部感染性病变首先应考虑结核，除非找到其他病因；肺下部感染性病变不应首先考虑结核，除非痰中找到抗酸杆菌。虽然该观点有失偏颇，但作为一种思维模式，还是具有一定借鉴意义。

【案例 12】

病情简要

患者男，52 岁。体检发现肺部阴影 10 天。两次痰涂片检出抗酸杆菌（＋）。

影像特点

2015 年 10 月 8 日右肺上叶局部斑点状、结节状病灶，可见点状钙化（图 2-2-23）。予抗结核治疗半年（2016 年 4 月 13 日）后，右肺病灶吸收好转（图 2-2-24）。

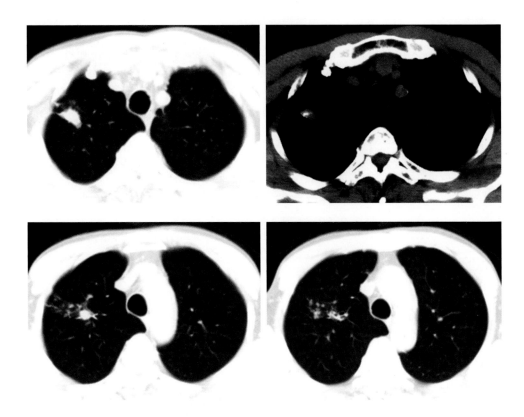

图 2-2-23　右肺上叶斑点状、结节状高密度影，内见点状钙化

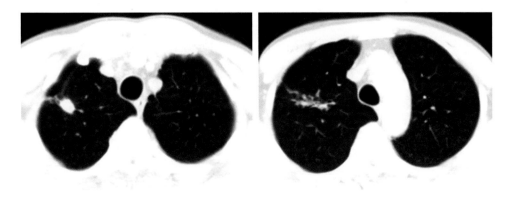

图 2-2-24　右肺上叶病灶吸收缩小

案例述评

患者病灶以大小不等的增殖结节聚集成局限病变,可见钙化和少许渗出,肺结核影像典型。

病灶以增殖为主、范围局限,痰菌阳性出乎意料。

【案例13】

病情简要

患者女,22岁。咳嗽、咳痰2个月,胸痛3天。痰涂片抗酸杆菌(++)。

影像特点

双肺广泛斑点状、条索状高密度影,边界较清晰(图2-2-25)。

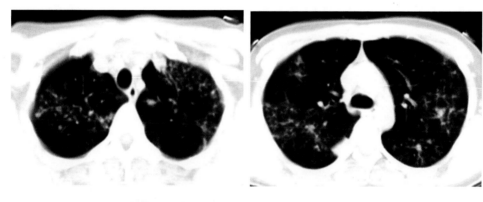

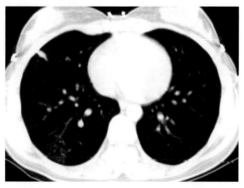

图2-2-25 双肺广泛斑点状、条索状高密度影,边界较清晰

下篇 肺结核CT特征与临床分析

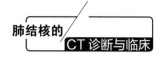

案例述评

双肺较广泛斑点、纤维条索增殖灶，较易做出肺结核诊断。

【案例14】

病情简要

患者男，42岁。咳嗽、咳痰、盗汗20余天。无矿尘接触史；痰涂片找抗酸杆菌（+）。

影像特点

2013年12月25日（图2-2-26）示双肺广泛杂乱片状、条索状密度增高影，大部分融合，双肺少许粟粒样影，可见支气管充气征和病灶内钙化，双侧胸膜粘连、增厚。予抗结核治疗半年（2014年6月24日），双肺病灶显著好转（图2-2-27）。

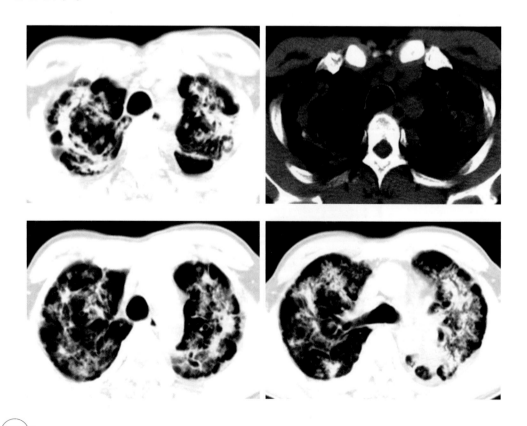

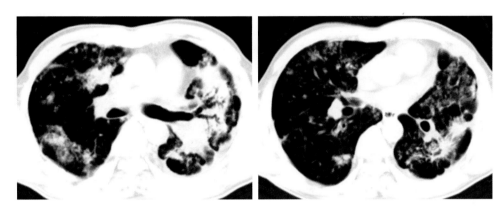

图 2-2-26　双肺广泛杂乱片状、条索状密度增高影，
大部分融合

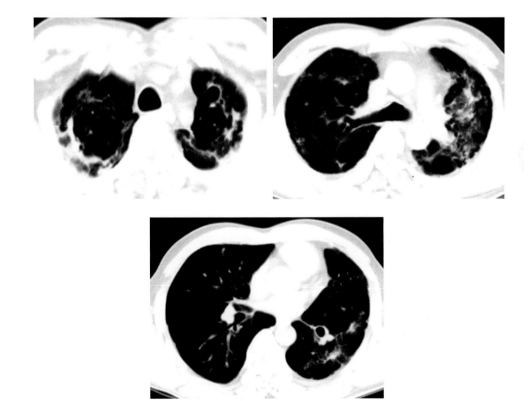

图 2-2-27　双肺病灶显著吸收缩小

案例述评

患者虽然痰菌阳性，但双肺病灶杂乱，呈对称的融合病灶及粟粒样影，

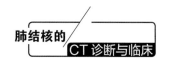

需考虑尘肺存在。笔者在整理该病例时，发现病历缺乏矿尘接触史记载，为慎重起见，笔者驾车几十公里与患者本人交谈，得知其没有矿尘接触史，故可排除尘肺。

患者影像还应与结节病鉴别。结节病是侵犯人体多脏器的肉芽肿性疾病，病因不明，临床病程多样，其肉芽肿病变可自发消退。

临床上将结节病分为 4 期：

0 期：胸部正常。

1 期：胸内淋巴结肿大，肺内无病变；80% 以上结节病有胸内淋巴结肿大，特别是右支气管旁及肺门淋巴结受累多见，以两肺门淋巴结对称性"土豆块状"增大为特征。淋巴结增大常能保持其形态和轮廓而不发生融合，受累淋巴结可发生钙化，增强扫描肿大淋巴结呈均匀强化。需与淋巴瘤、肺门与纵隔淋巴结核及淋巴转移瘤等鉴别。淋巴瘤常侵犯中纵隔，易融合成团，常与血管分界不清；而结节病的肿大淋巴结虽然以中纵隔最常见，但融合成片者较少见。

2 期：肺部病变伴或者不伴淋巴结肿大，肺内病变包括间质性线样渗出、多发性结节、实质样肿块等。多发性结节是最常见的肺内 CT 影像，为肺内多发非干酪性肉芽肿,结节周围有网织纤维,典型的结节沿支气管血管束间质、小叶间隔、肺裂及胸膜下淋巴组织串珠样分布。双肺弥漫小结节时需与粟粒性肺结核、尘肺、转移癌、肺泡癌等鉴别。

3 期：肺纤维化，是晚期的不可逆状态。

第三章

树芽征

树芽征是指病变累及细支气管以下的小气道，由于小气道的扩张和管腔内炎性物质的填充，在肺部薄层 CT 或者 HRCT 上表现为直径 2 ～ 4mm 的小叶中心软组织密度结节影和与之相连的分支线状影，状如春天树枝初芽。肺结核树芽征病理组织学上的"芽"为呼吸性细支气管及肺泡管内充满干酪性物质所致，而"树"则为终末细支气管管腔或者周围的干酪性物质。

虽然有人认为树芽征（包括小叶中心结节）是支气管小气道结核较有特征性的 HRCT 表现，但也可见于肺内多种感染性疾病，如周围性气道感染（细菌、病毒、真菌）和特发性疾病（闭塞性细支气管炎、弥漫性泛细支气管炎）等。

【案例 1】

病情简要

患者男，36 岁。腹痛、腹泻 1 月余收住消化科。结肠镜检查诊断肠结核；胸部 CT 发现肺部异常，CRP 78.6mg/L，血沉 84mm/h，结核抗体阳性。抗感染治疗无效，诊断性抗结核治疗有效。

影像特点

2015 年 11 月 29 日示双肺树芽征呈簇状散在分布（图 2-3-1）。予抗结核治疗 8 个月（2016 年 8 月 1 日），双肺病灶明显好转（图 2-3-2）。

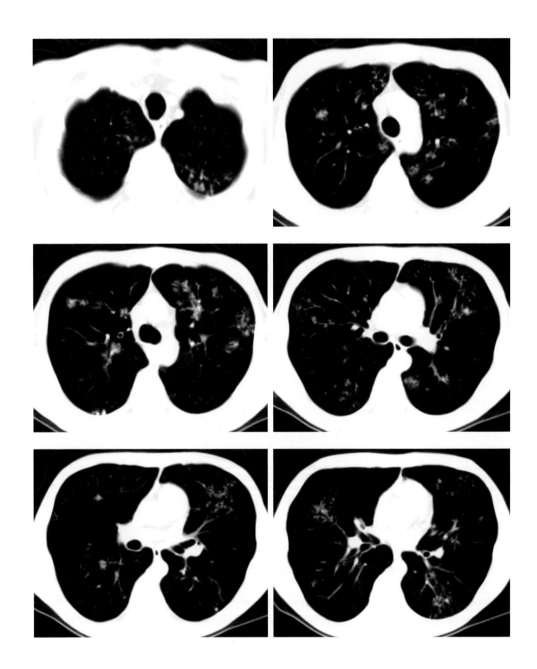

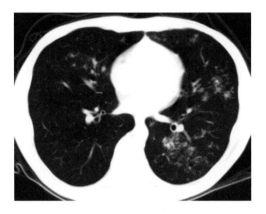

图 2-3-1 双肺树芽征呈簇状散在分布

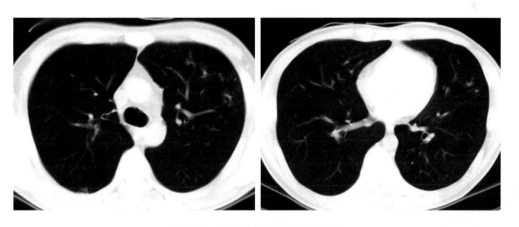

图 2-3-2 双肺少许纤维病变

案例述评

肺部病变形态单一，为典型的感染性病变影像，需与非特异性细菌感染等疾病鉴别。由于患者无痰，不能痰检，只能首先使用抗菌药物治疗以排除非特异性细菌感染。

患者以腹痛、腹泻为首发症状，而缺乏肺部症状，其肺外肠结核对于肺结核诊断具有重要参考意义。

【案例 2】

病情简要

患者男，21 岁。间断咳嗽、血痰 10 天。痰涂片抗酸杆菌（++）。

影像特点

2014 年 12 月 26 日示双肺树芽征聚集呈片状散在分布，尤其以右肺多见（图 2-3-3）。予抗结核治疗半年（2015 年 7 月 15 日），双肺病灶基本吸收（图 2-3-4）。

案例述评

患者树芽征典型，影像学几乎由均一树芽状影组成。虽然树芽征常见于肺结核，但也可见于感染性细支气管炎等其他疾病，需注意鉴别。

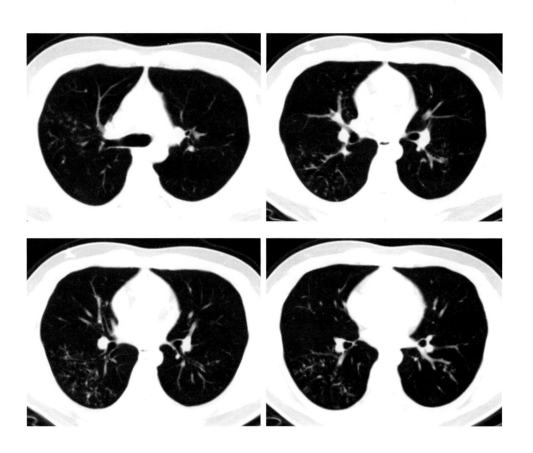

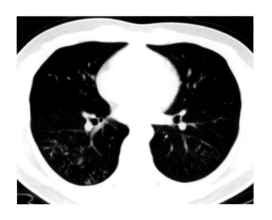

图 2-3-3　双肺树芽征右肺多见

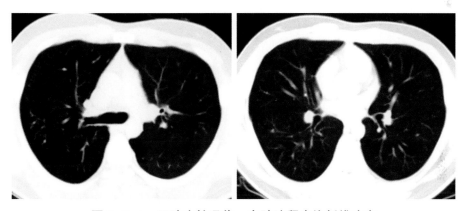

图 2-3-4　双肺病灶吸收，右肺遗留少许纤维病变

第四章
多发簇状聚集

簇状病灶的形成可能与支气管播散有关,簇状病灶大多在肺内散在分布,由小或者微结节聚集形成的簇状病灶之间可能融合成大片状,而形成簇状病灶的小或者微结节也可能融合成团块状或者结节样。

微结节聚集成簇状与树芽征形成机制相似,树芽征是由单个细支气管起源的多个管道线性结构病变及与之相连的小叶中心结节所组成;微结节簇状聚集则可能是因更上级或者更广泛管道线性结构受累,导致各分支液体潴留或者炎性物质填充所致。

多发簇状聚集需与感染性疾病,如肺炎支原体感染及弥漫性泛细支气管炎等疾病鉴别;由微结节聚集形成的簇状病灶呈地图状分布特点时,需与肺泡蛋白沉积症鉴别。

【案例 1】

病情简要

患者女,17岁。上腹部疼痛1月余,咳嗽1周。痰找抗酸杆菌（++）。

影像特点

双肺微结节组成（融合）散在簇状病灶,形态各异、大小不等、密度不均,部分边缘光滑（图2-4-1）。

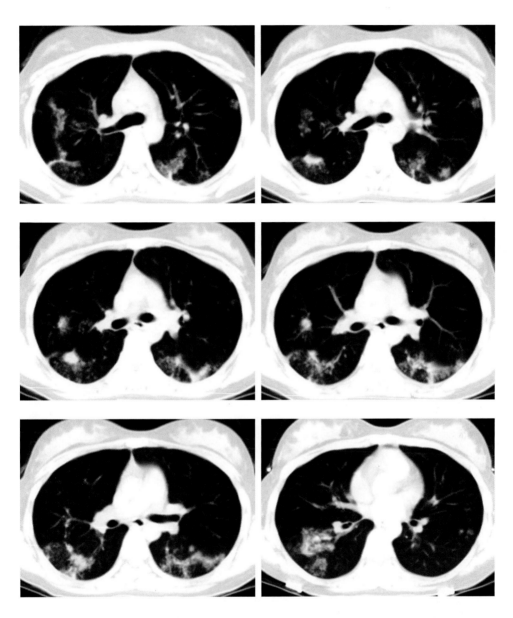

图 2-4-1 双肺微结节形成簇状病灶，形态各异，部分边缘光滑

案例述评

簇状病灶形态各异，呈不规则条状或片状，部分簇状病灶边缘光滑，可能是肺叶或肺段或亚段间隔阻挡的缘故。

【案例 2】

病情简要

患者男，18 岁。咳嗽 1 周，咯血 2 天。血常规及血沉正常，结核抗体弱阳性，结核蛋白芯片 LAM 阴性、16KD 阴性、38KD 阳性，PPD 强阳性，痰涂片未检出抗酸杆菌。抗感染治疗 1 周无效，诊断性抗结核治疗有效。

影像特点

2014 年 5 月 23 日示左肺多发微结节融合成大小不等的簇状病灶，形态各异，密度不均（图 2-4-2）。予抗结核治疗半年（2014 年 12 月 8 日），左肺病灶吸收明显，遗留少许纤维灶（图 2-4-3）。

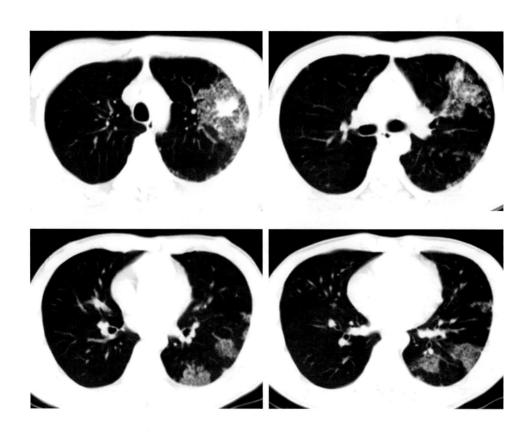

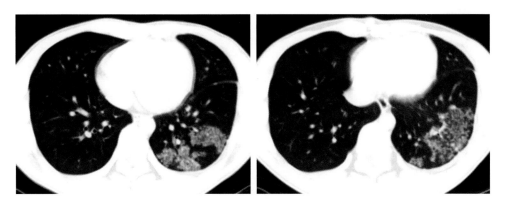

图 2-4-2　左肺多发微结节融合成簇状

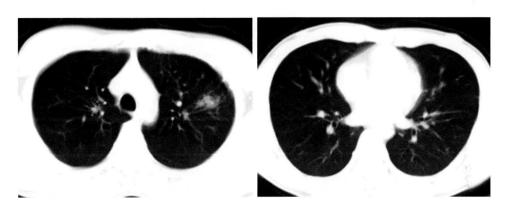

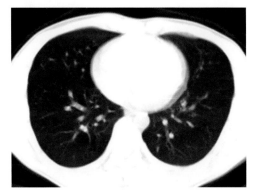

图 2-4-3　左肺少许纤维病变

案例述评

由微结节聚集形成簇状病灶，呈地图状分布，表现独特，肺结核类似影像临床不多见。

【案例 3】

病情简要

患者男，42 岁。咳嗽 2 月余。多次痰涂片抗酸杆菌（+++）。

影像特点

2014 年 5 月 9 日示双肺广泛微结节簇状聚集影，以中上肺显著，部分融合，边界模糊；右肺多发空洞（图 2-4-4）。予抗结核治疗 6 个月（2014 年 11 月 6 日），双肺病灶明显好转（图 2-4-5）。

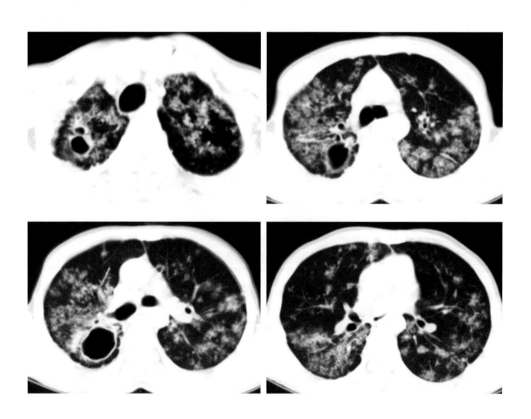

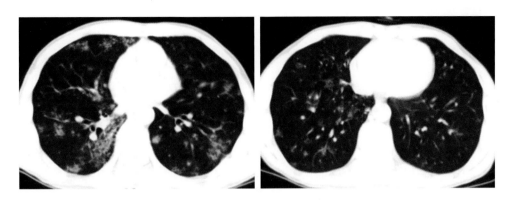

图2-4-4　双肺广泛微结节簇状聚集，以中上肺显著，部分融合，右肺空洞

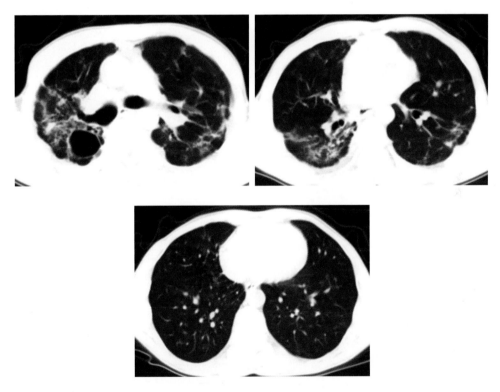

图2-4-5　双肺病灶显著吸收好转

案例述评

患者肺内病灶广泛、空洞多发且形态各异，结合临床症状等提示肺结核可能性较大。

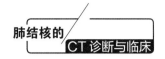
【案例 4】

病情简要

患者男，48 岁。咳嗽、胸闷 2 个月。胸部 CT 发现肺部异常，痰涂片夜间痰、晨间痰、即时痰分别检出抗酸杆菌（++++）（+++）（+）。

影像特点

2017 年 10 月 27 日示双肺广泛微结节簇状病灶，中上肺病灶融合明显（图 2-4-6）。予抗结核治疗近 2 个月（2017 年 12 月 26 日），双肺病灶明显吸收（图 2-4-7）。

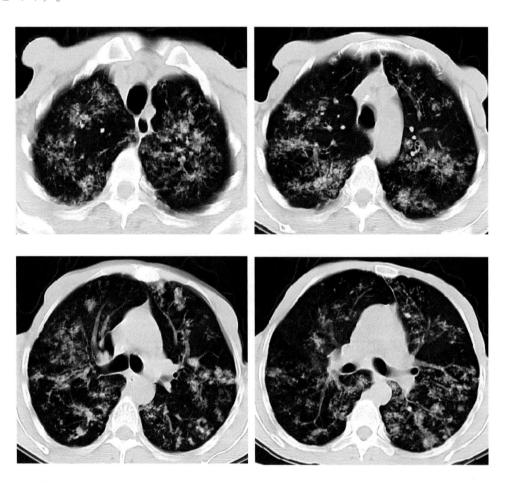

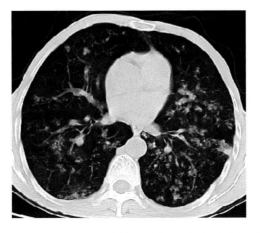

图 2-4-6　双肺广泛微结节簇状病灶，中上肺病灶融合明显

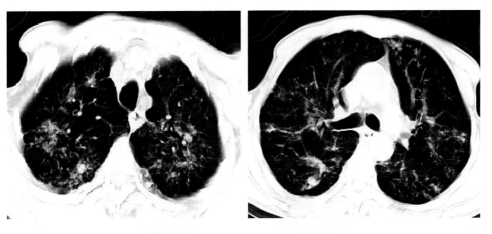

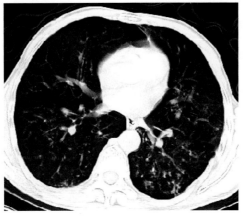

图 2-4-7　双肺病灶吸收减少，双中上肺纤维病变广泛

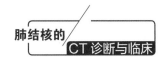

案例述评

患者双肺广泛大小不等簇状病灶，上、下肺病灶形态不同，分别呈现"天女散花"和"火树银花"状，考虑结核可能性大。

本例需与过敏性肺炎鉴别。过敏性肺炎是机体对周围环境中某种物质过敏引起的肺部炎症改变，少数病例可追查到过敏源，如鸽子粪、花粉、蘑菇、油漆等，大多数患者不能确定过敏源或者无过敏史。过敏性肺炎以渗出性肺泡炎和（或）间质性肺炎为主要病理改变。临床症状可能较轻，影像学表现复杂，可为双肺粟粒状、结节状、斑片状等表现。

【案例5】

病情简要

患者男，62 岁。咳嗽，气短 1 月余；无矿尘接触史。血沉 8.5mm/h，结核蛋白芯片阴性，多次痰涂片找抗酸杆菌阴性，痰培养阴性，支气管镜检查及刷片未见异常。考虑结核可能性大，予抗结核治疗。

影像特点

2014 年 9 月 22 日示双肺多发纤维结节聚集成不规则簇状影，以双中上肺为主，病灶内可见点状钙化（图 2-4-8）。予抗结核治疗 9 月余（2015 年 7 月 11 日），双肺病灶明显吸收好转（图 2-4-9）。

案例述评

病灶以增殖为主，纤维结节聚集形成簇状，具有对称倾向，病灶形态不符合常见结核影像。

本病应与矽肺鉴别，详细询问既往矿尘接触史对诊断具有参考意义。

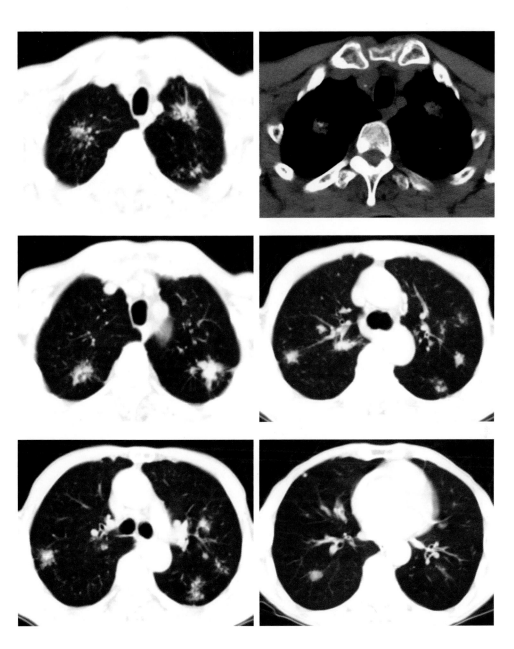

图 2-4-8 双肺纤维结节聚集成簇状，以双中上肺为主

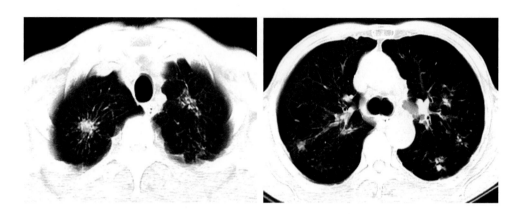

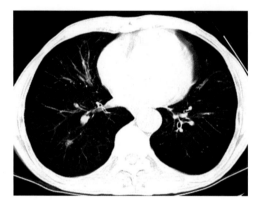

图 2-4-9　双肺病变明显吸收，遗留纤维病变

第五章

粟粒性病变

结核肺粟粒性病变见于急性、亚急性、慢性血行结核播散。急性播散者大多表现有稽留热或者弛张热、咳嗽咳痰、呼吸困难、乏力盗汗等症状，痰菌多为阴性，肺部影像学可见"三均匀"现象；HRCT 在肺泡间隔、小叶间隔、脏层胸膜及血管支气管束周围可见粟粒样结节，边界清楚，呈弥漫性。亚急性及慢性血行结核播散者均有病灶大小不一、分布不均、密度不等的特点，可伴有空洞、纤维化、钙化等形态病灶。

急性粟粒性肺结核与弥漫性肺转移瘤影像学鉴别困难，转移瘤结节一般以中下肺外带或者胸膜下为主，圆形、结节大小较一致，界限清楚，边缘光滑。

弥漫性细支气管肺泡癌可呈大小不等的弥漫斑点状或者结节状影，亦可为小空洞或者小囊状改变。病灶由上至下，由外至肺门逐渐增多。

结节病可表现为双肺弥漫性、边界清晰小结节，也多沿血管支气管束、脏层胸膜下、叶间裂分布，但结节病常具有双肺门淋巴结土豆样肿大、肺间质网格影等特点。

另外，本病还需要与尘肺、肺泡微石症、血色病等鉴别。

【案例1】

病情简要

患者女，19岁。咳嗽、乏力3个月，盗汗1个月。胸部CT发现肺部异常，

MRI 颅内多发异常信号，脑脊液检查蛋白 553g/L。考虑粟粒性肺结核、结核性脑膜炎可能性大，诊断性抗结核治疗有效。

影像特点

2015 年 1 月 30 日示双肺弥漫分布大小、密度相近的粟粒样影，以双中上肺显著，可见散在融合（图 2-5-1）。予抗结核治疗 1 年余（2016 年 3 月 14 日），双肺病灶痊愈（图 2-5-2）。

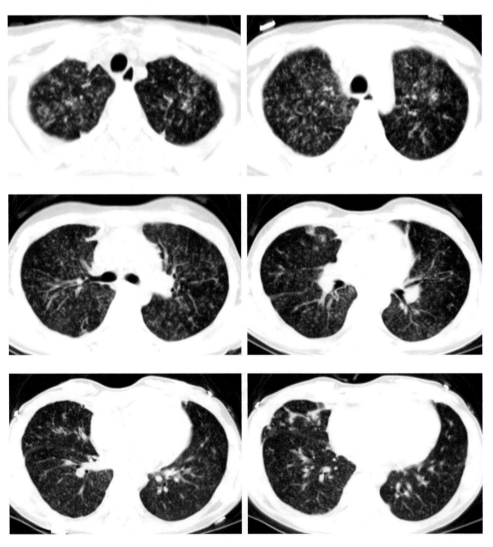

图 2-5-1　双肺弥漫分布大小、密度相近的粟粒样影，以双中上肺显著，可见融合

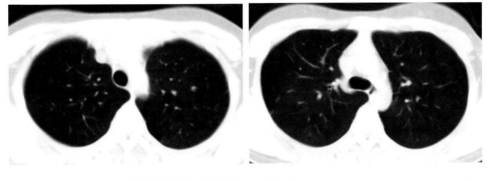

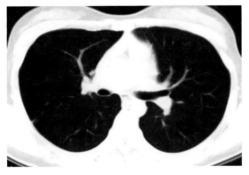

图 2-5-2 双肺病灶几近完全吸收

案例述评

患者结核血行播散，感染中毒症状不明显，但急性血行播散性肺结核 CT 特点较典型。结核性脑膜炎是血行播散的一部分。

【案例2】

病情简要

患者男，71 岁。反复咽痛 1 个月收住五官科。双侧扁桃体 Ⅱ 度肿大，硬腭、软腭及喉腔内大片白色绒毛状伪膜，左侧硬腭可见 5mm×12mm 溃疡，病理诊断口腔结核。痰涂片抗酸杆菌（＋）。

影像特点

2015 年 2 月 25 日示双肺弥漫分布的大小不等、密度不均的粟粒样病灶，有融合，以双中上肺为主，右上肺空洞（图 2-5-3）。予抗结核治疗半年（2015

年 8 月 17 日），双肺病灶明显吸收（图 2-5-4）。

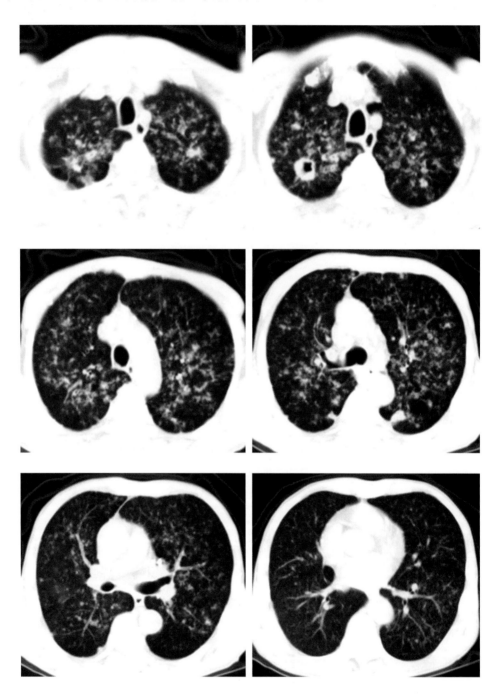

图 2-5-3 双肺弥漫分布大小不等、密度不均的粟粒样病灶，
有融合，以双中上肺为主

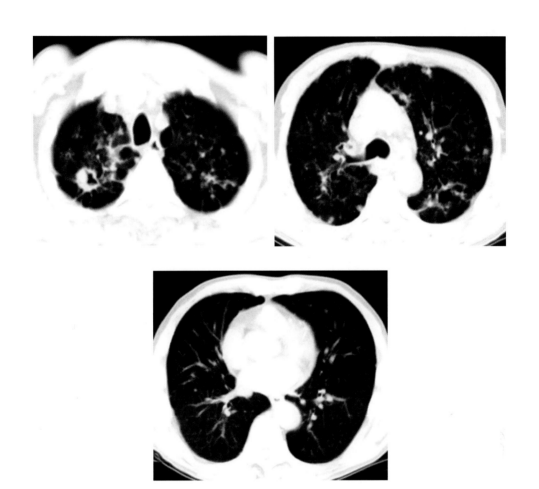

图 2-5-4　双肺粟粒样病灶吸收显著

案例述评

　　肺内病灶的分布、形态等符合亚急性血行播散性肺结核影像特点，口腔结核的病理诊断为肺部结核诊断提供了重要参考。痰涂片抗酸杆菌阳性，细菌可能来源于肺部，也可能来源于口腔，对诊断具有重要指导意义。

【案例3】

病情简要

　　患者男，70岁。气喘8个月，咯血1天。痰涂片（即时、晨间、夜间）

抗酸杆菌均（+）。

影像特点

2014 年 8 月 17 日示双肺弥漫分布大小、密度基本一致的粟粒样影，边缘模糊，尤以双中上肺背侧为甚，聚集并融合成片（图 2-5-5）。予抗结核治疗近半年（2015 年 2 月 9 日），双肺病灶明显吸收（图 2-5-6）。

案例述评

患者粟粒样病灶密集，边缘模糊并融合，使病灶聚集成片；背部密集融合显著可能是血行播散时坠积效应所致。

血行播散性肺结核痰涂片一般阴性，患者涂片阳性，临床上较少见。

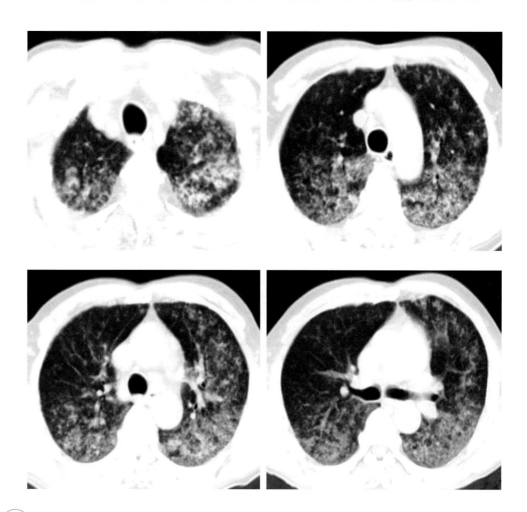

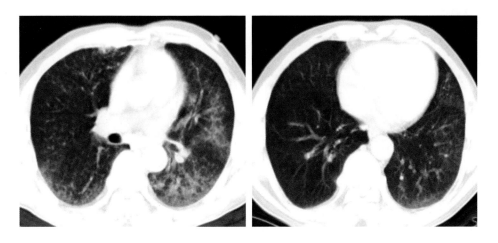

图 2-5-5　双肺弥漫分布大小、密度基本一致的粟粒样影，
尤以双中上肺背侧为甚，聚集并融合成片

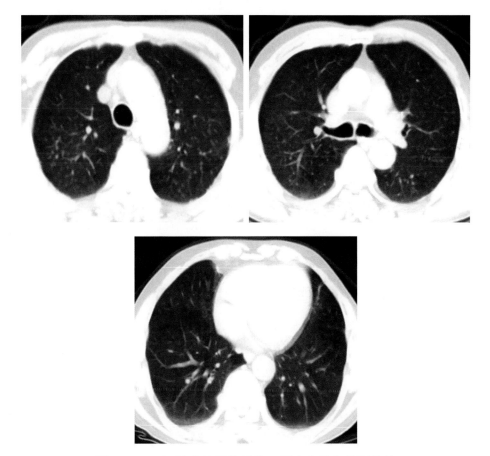

图 2-5-6　双肺病灶吸收显著，双中上肺点状硬结灶

【案例 4】

病情简要

患者女，57 岁。发热 1 周。血沉 108mm/h，CT 示双肺感染性病变，予抗感染治疗 10 天，复查 CT 肺部病变无改变，随后连续两次痰涂片均检出抗酸杆菌（++）。由于身体状况差，患者不同意进一步治疗，未能实施抗结核治疗。

影像特点

右肺上叶尖后段、右肺中叶、右肺下叶弥漫性大小一致、密度相同、分布均匀的粟粒样影，右肺上叶部分正常，左肺上叶点状钙化（图 2-5-7）。

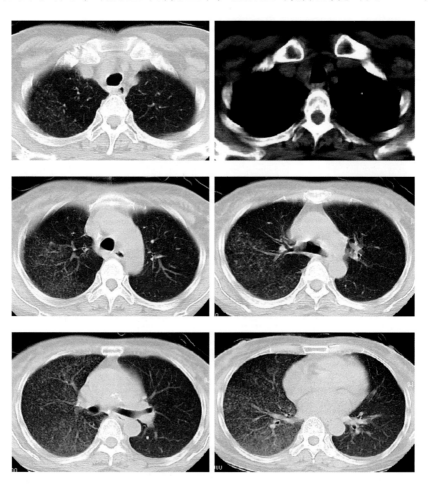

图 2-5-7　右肺上叶尖后段、右肺中叶、右肺下叶弥漫性大小一致、
密度相同、分布均匀的粟粒样影

案例述评

患者右肺上叶部分正常，没有出现结核播散灶，而左肺仅有点状钙化，粟粒样结核播散灶如此分布不均，原因不得而知，但似乎以支气管播散解释更合理。

【案例5】

病情简要

患者男，48岁。发热、咳嗽、盗汗10余天。无矿尘接触史。CT发现双中上肺弥漫性病变，结核抗体阴性，PPD阳性，结核蛋白芯片LAM阳性、16KD阴性、38KD阳性，痰涂片3次均未检出抗酸杆菌，肿瘤标志物NSE 51.25ng/ml（正常16.3ng/ml），支气管镜检查未见明显异常。考虑到结核可能性大，予诊断性抗结核治疗13天，患者仍发热，体温持续38.5℃以上，并出现胸背部疼痛；复查CT肺部病灶无明显好转，且发现胸椎、肋骨骨质破坏（现在回顾初次CT片，实际上已经存在骨质破坏），NSE上升到98ng/ml，考虑转移瘤可能性大，遂转上级医院治疗。

4年后，笔者分析整理该病例时，以为患者早已死亡，惴惴不安地通过电话询问其家人，以打探赴上级医院后查出的原发灶情况，被告知患者仍健在时，笔者十分错愕和尴尬。原来，患者转上级医院后又发现了多处肋骨破坏，在肋骨破坏处病检后认为结核可能性大，继续予抗结核等综合治疗。2个月后病情逐渐好转，肿瘤标志物逐渐正常，抗结核治疗2年停药，目前情况良好。

影像特点

2013年12月8日双肺弥漫分布大小和密度基本相同、以双中上肺为主的粟粒状影（图2-5-8）；胸椎、肋骨见不规则骨质破坏。予抗结核治疗13天后（2013年12月24日），双肺粟粒状影未见进展（图2-5-9）。

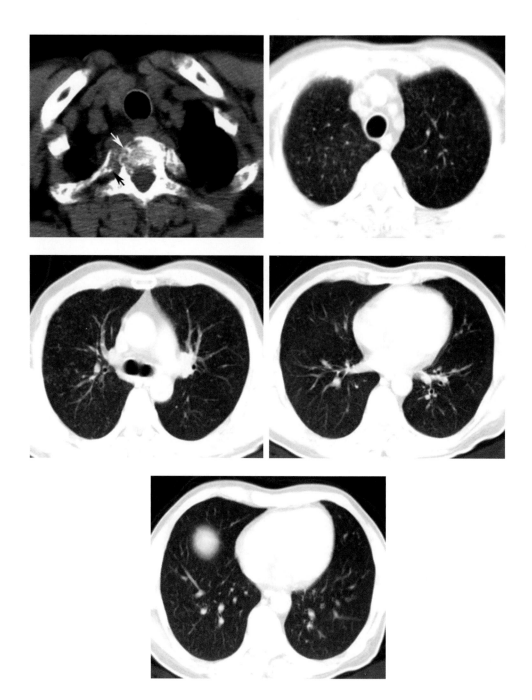

图 2-5-8　双肺粟粒状影，以双中上肺为主；胸椎（白箭）、
肋骨（黑箭）破坏

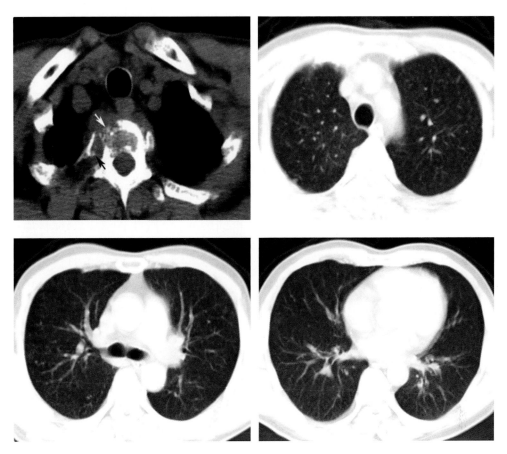

图 2-5-9　双肺粟粒状影未见明显变化，胸椎（白箭）、
肋骨（黑箭）不规则破坏

案例述评

该病例反映了急性血行播散性肺结核粟粒样影与转移性肺癌的鉴别过程。

值得思考的是，患者的诊断经历了难以置信的逆转。根据初发临床症状，结合肺部粟粒样病灶呈淡薄和边缘模糊影等特点，首先考虑感染，特别是肺结核，还是具有相当的合理性，虽然未能获得病原学依据，但病初就予病理学检查也不现实，只能行诊断性抗结核治疗。因为诊断性抗结核治疗中患者出现持续发热、新出现胸背部疼痛、肿瘤指标逐步升高等，总体呈现病情恶化态势，使医生在行诊断性抗结核治疗仅 13 天后就复查 CT，在此情况下"发现"的骨质破坏、医疗安全顾虑等巨大压力最终摧毁了医生自信，只能放弃结核诊断而将患者转院。

结核患者以肺部病变合并肋骨破坏等特点首发，临床上罕见，此为病程曲折的客观原因。值得吸取的教训：

（1）粟粒性肺结核治疗 13 天疗效还未显现，就以为治疗无效（复查的 CT 至少没有发现肺内病灶恶化），显得不够理性。

（2）4 年后得知患者仍然存活时，再回顾初诊时 CT 图像，发现骨质破坏已经存在，只是初次阅片时没有发现，提示有关医生的阅片水平有待提高。

（3）当病情未见好转时，临床医生如果能够潜心分析相关资料，特别是提高研读 CT 片能力，也许会改变对患者的处置措施。

尽管患者肿瘤指标 NSE 后来在病程中恢复了正常，但当时该指标逐步升高还是严重误导了医生的判断，其异常升高原因值得临床进一步探讨。

第六章

肺实变

结核性肺实变是肺泡内气体被病理性液体或者组织代替，常是干酪性肺炎的前期病变。

结核性肺实变以双肺上叶多见，肺叶、肺段、亚段、肺小叶等均可发生实变而呈相应影像表现；实变可液化坏死形成空洞，还可伴有其他异常影像表现。

肺实变需要与其他性质肺实变（如炎性肺实变、癌性肺实变等）鉴别，还应与肺不张鉴别。

【案例1】

病情简要

患者男，62岁。间断咳嗽、咯血1个月。血常规、血沉正常，CEA、NSE、Cyfra21-1阴性，痰未找到抗酸杆菌。予抗感染对症处理，症状好转；痰培养抗酸杆菌（＋），予抗结核治疗。

影像特点

2015年6月15日示左肺上叶尖后段小三角形致密影，边缘稍清晰，密度较均匀（图2-6-1）。予抗结核治疗半年（2016年1月5日），左肺遗留少许纤维灶（图2-6-2）。

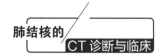
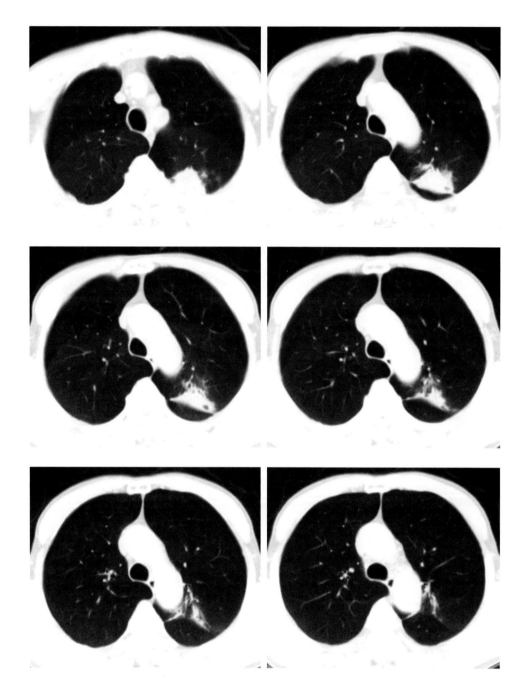

图 2-6-1　左肺上叶尖后段小三角形致密影，边缘稍清晰

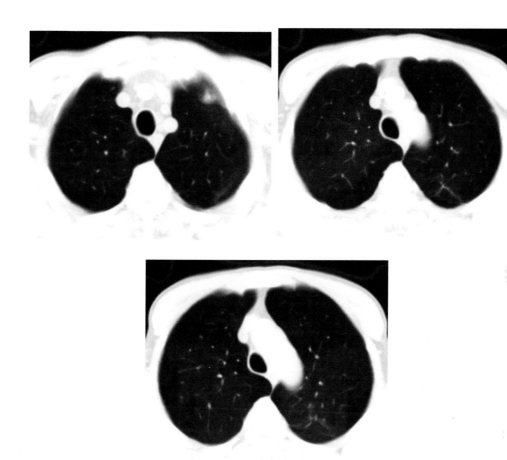

图 2-6-2　左上肺少许纤维条索病变

案例述评

患者病灶系局限性的孤立实变，可能是亚段的实变。

文献报道，痰涂片阳性的细菌密度每毫升需在 5000 条以上，痰培养阳性的细菌密度每毫升需在 10 条以上，虽然痰培养时间较长，但对于诊断非常重要。疑似结核时，痰涂片、痰培养需同时送检，有利于提高检出率。

【案例 2】

病情简要

患者男，70 岁。间断发热，咳嗽 20 余天。血糖 9.1mmol/L，痰涂片抗酸杆菌（++）。

影像特点

2016 年 3 月 9 日（图 2-6-3）示右肺上叶大片不均匀实变，双肺小叶中央型肺气肿。治疗 9 个月（2016 年 12 月 14 日），右肺病灶明显好转（图 2-6-4）。

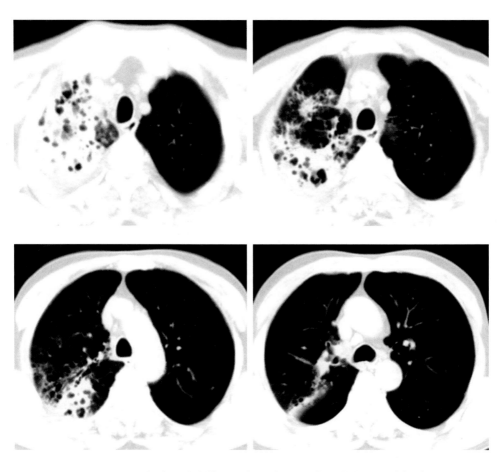

图 2-6-3　右肺上叶大片不均匀实变，双肺小叶中央型肺气肿

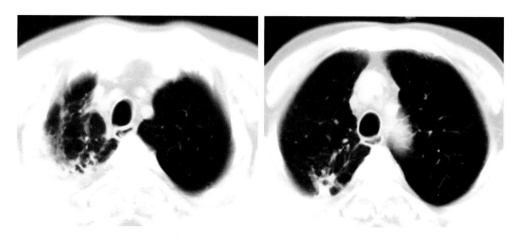

图 2-6-4　右上肺病灶明显吸收缩小

案例述评

患者年龄大、合并有慢性支气管炎肺气肿和糖尿病等，可能是肺结核广泛实变的原因。

【案例 3】

病情简要

患者女，59 岁。发热盗汗、咳嗽咳痰 20 天。血糖正常，痰检出抗酸杆菌（+++）。

影像特点

2015 年 2 月 13 日示右肺上叶大部分实变，可见支气管充气征；右肺中叶、右肺下叶及左肺斑点或者斑片状影，右肺下叶部分支气管扩张（图 2-6-5）。予抗结核治疗近 5 个月（2015 年 7 月 16 日），双肺病灶好转（图 2-6-6）。

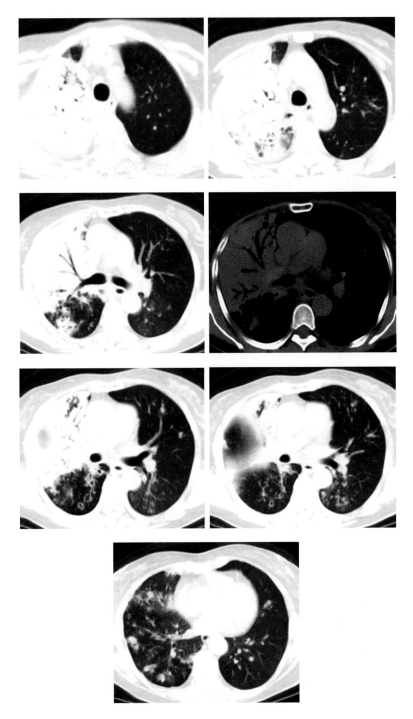

图 2-6-5　右肺上叶大部分实变，可见支气管充气征

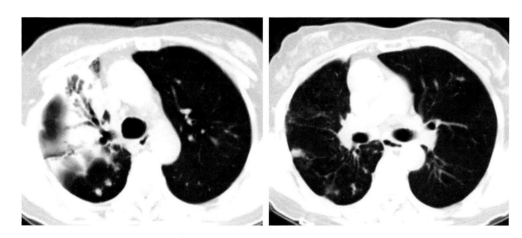

图 2-6-6 双肺病灶明显吸收缩小

案例述评

患者几乎整个右肺上叶发生了实变。

糖尿病合并肺结核时肺部病变一般较严重，非糖尿病患者发生肺结核时，病变也可能非常严重。患者血糖正常，右肺上叶绝大部分发生了实变，可能与大量结核菌感染有关。

【案例4】

病情简要

患者男，42 岁。间断胸痛、咳嗽 10 余天。CT 发现肺部异常；血沉 27mm/h，PPD 阴性，结核抗体阴性，痰涂片找抗酸杆菌阴性。抗感染治疗无效，抗结核治疗有效。

影像特点

2014 年 12 月 24 日（图 2-6-7）示右肺上叶胸膜下两处较大结节状高密度影，边界模糊，可见空洞，相邻胸膜增厚。予抗结核治疗 7 个月（2015 年 7 月 16 日），右肺遗留少许纤维灶（图 2-6-8）。

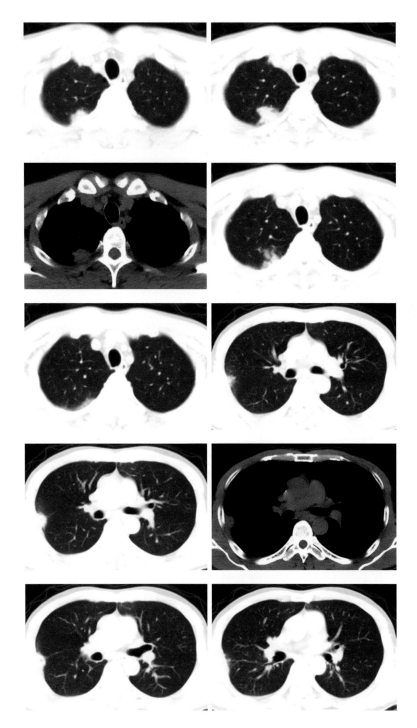

图 2-6-7　右肺上叶胸膜下两处较大结节状高密度影，边界模糊

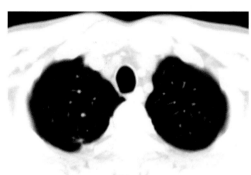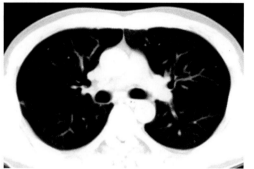

图 2-6-8　右上肺胸膜下少许纤维病变

案例述评

患者病灶虽位于肺结核好发部位，但影像酷似非特异性细菌感染，初始即诊断结核还是比较困难。病灶位于胸膜下，小而局限，边缘模糊、空洞，CT 影像酷似炎性病变，需要与肺炎、炎性假瘤、机化性肺炎、肉芽肿、淋巴瘤等鉴别。

【案例5】

病情简要

患者男，24 岁。咳嗽 1 周，胸痛 1 天。血常规 WBC $12.2 \times 10^9/L$，痰检出抗酸杆菌（＋）。

影像特点

2014 年 7 月 12 日右肺上叶后段大片密度增高影，密度不均，边缘模糊（图 2-6-9）。予抗结核治疗 10 个月（2015 年 5 月 14 日），右上肺遗留少许纤维灶（图 2-6-10）。

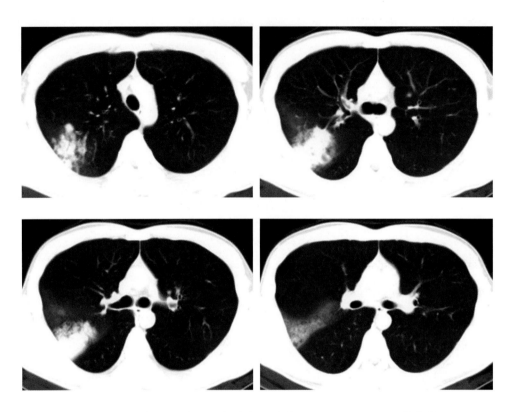

图 2-6-9　右肺上叶后段大片密度增高影，密度不均，边缘模糊

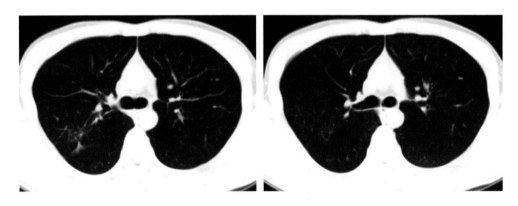

图 2-6-10　右上肺少许纤维病变

案例述评

结合肺部影像，有病灶孤立并边缘模糊、以渗出实变为主及血象升高等

特点，倾向于非特异性细菌感染，但患者却最终被诊断为结核，类似特点在临床上多有所见。

【案例6】

病情简要

患者男，58岁。咳嗽、咳痰1个月收住呼吸科。痰涂片抗酸杆菌（++）。

影像特点

2015年3月16日右肺下叶背段小片状实变影，边缘模糊，可见支气管充气征（图2-6-11）。予抗结核治疗半年（2015年9月8日），右肺病灶完全吸收（图2-6-12）。

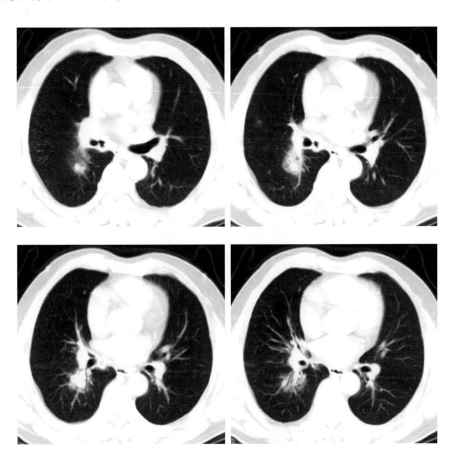

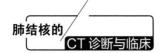
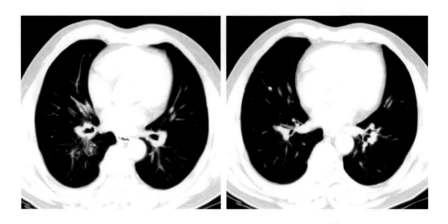

图 2-6-11　右肺下叶背段小片状实变影，边缘模糊

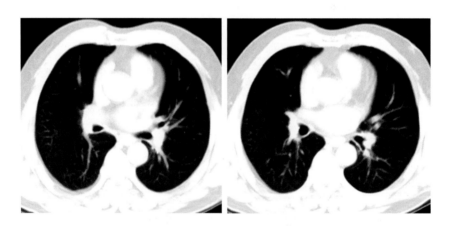

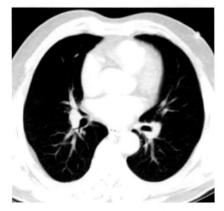

图 2-6-12　右肺下叶背段病灶完全吸收

案例述评

由于实变病灶小，影像学形态酷似非特异性细菌感染，单凭患者影像学诊断"肺结核"有一定困难，临床上痰检意义重大。

【案例 7】

病情简要

患者男，55 岁。咳嗽 1 月余，有多年糖尿病史。血象正常，降钙素原正常，T-SPOT 显示有反应性（＋），痰涂片抗酸杆菌（＋）。

影像特点

2016 年 6 月 9 日（图 2-6-13）示左肺下叶大片不均匀实变影。予抗结核治疗 18 月余（2017 年 12 月 26 日），病灶好转，大部分机化（图 2-6-14）。

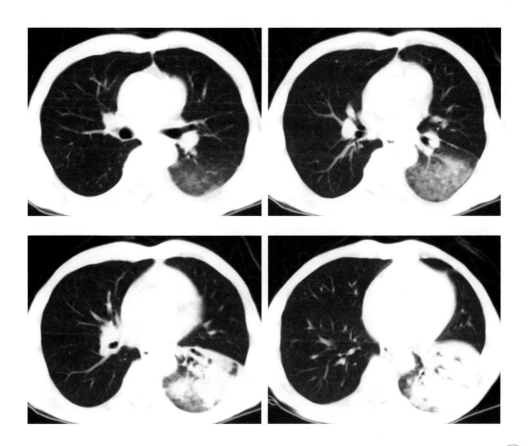

下篇 肺结核 CT 特征与临床分析

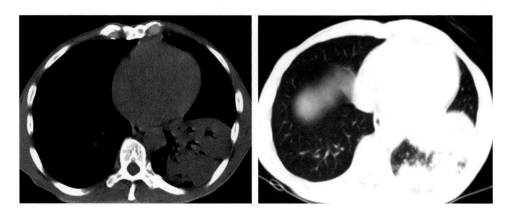

图 2-6-13　左肺下叶大片不均匀实变

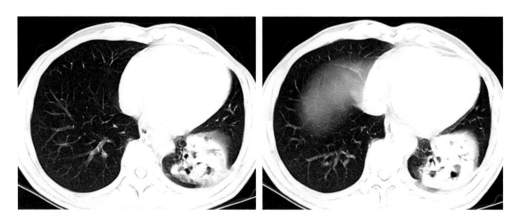

图 2-6-14　左肺下叶病灶缩小、机化

案例述评

病灶部位、形态酷似大叶性肺炎，需与大叶性肺炎鉴别；患者感染中毒症状不明显、血象正常、降钙素原正常等提示大叶性肺炎可能性较小。患者整个左下叶肺组织实变，可能与基础疾病糖尿病有关。

值得一提的是，患者在抗结核治疗 1 年半后，肺部影像未见进一步缩小，且病灶依然局限，患者听取了笔者建议，于 2018 年 1 月实施了左下肺叶切除术，病检提示结核肉芽肿样改变；患者术后恢复良好（图 2-6-15），曾特地来科室当面反馈并致谢。

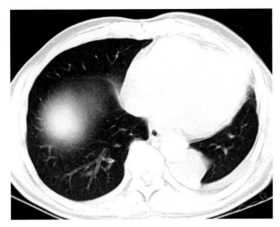

图 2-6-15　左下肺叶切除后

【案例 8】

病情简要

患者女，62 岁。咳嗽 20 余天。否认糖尿病史。ESR 32mm/h，GLU 8.3mmol/L，CEA、NSE、Cyfra21-1 正常，结核蛋白芯片 LAM 阳性、16KD 阴性、38KD 阳性。予格列吡嗪、二甲双胍等控制血糖。考虑肺结核可能性大，诊断性抗结核治疗有效。

影像特点

2014 年 10 月 21 日示双肺上叶多发片状实变影，边缘模糊，密度不均（图 2-6-16）。予抗结核治疗 9 个月（2015 年 7 月 28 日），病灶基本吸收（图 2-6-17）。

案例述评

患者结核以病灶位于上肺、多发实变为特点。

患者在肺结核诊治期间查出了糖尿病！因为肺结核查出糖尿病或者因为糖尿病而查出肺结核的案例临床上屡见不鲜。糖尿病患者容易合并肺的非特异性细菌感染，也易合并结核菌感染或者促使结核病复发。

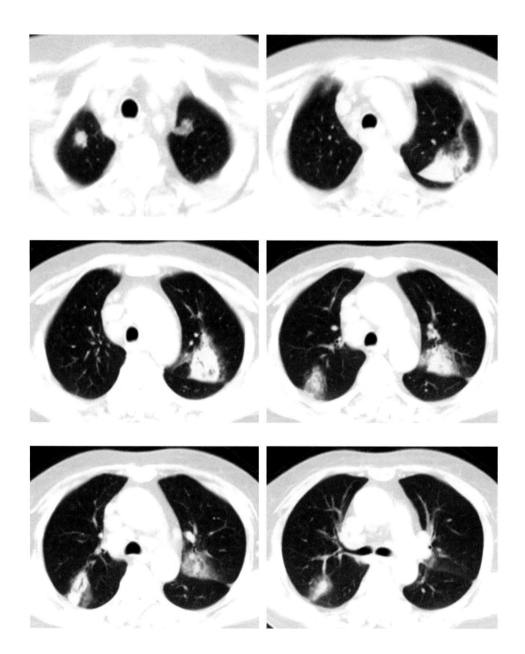

图 2-6-16　双肺上叶多发片状实变

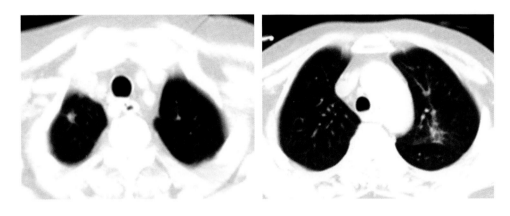

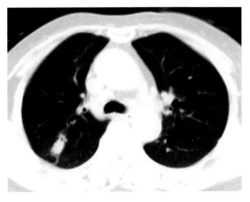

图 2-6-17　双肺上叶病灶吸收缩小，遗留纤维病变

【案例 9】

病情简要

患者男，34 岁。咳嗽 2 月余。CT 发现右肺团块状实变影，ESR 24mm/h，痰涂片抗酸杆菌可疑阳性，PPD 试验强阳性；两次支气管镜刷片抗酸杆菌阴性，同时两次支气管镜活检均呈慢性炎症改变；经皮肺穿活检示局灶多核巨细胞聚集、少量上皮细胞散布，呈肉芽炎性改变，未见坏死，特殊抗酸染色（＋）。

影像特点

2015 年 3 月 17 日示右肺上叶后段、下叶背段脊柱旁见大小约 5.6cm×5.7cm 团片状高密度影，密度均匀，部分边缘模糊，可见支气管充气征；增强扫描，病变均匀中度强化（图 2-6-18）。予抗结核治疗 9 个月（2016 年 1 月 11 日）后，基本痊愈（图 2-6-19）。

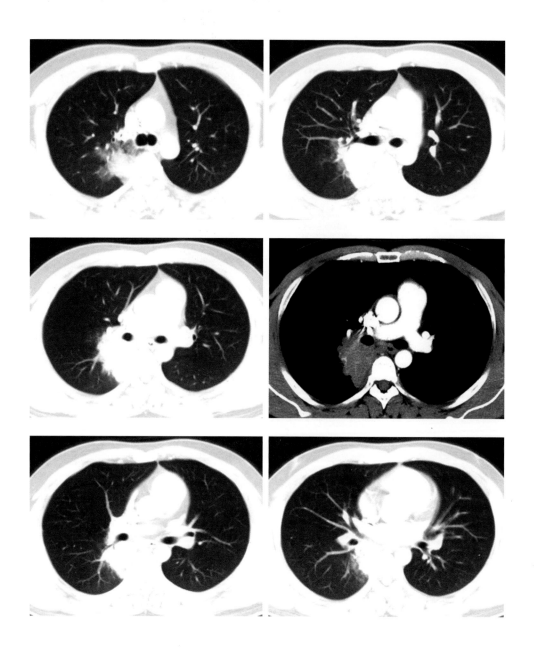

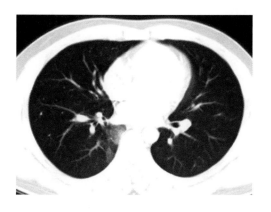

图 2-6-18　右肺上叶后段、下叶背段脊柱旁团片状高密度影，密度均匀，部分边缘模糊；增强扫描，病变均匀中度强化

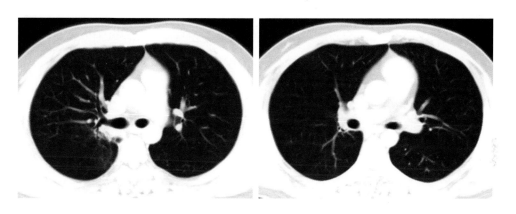

图 2-6-19　右肺病灶几近完全吸收

案例述评

根据临床资料及影像特点，诊断结核较困难，需与恶性肿瘤、肺炎、真菌感染等疾病鉴别，最终通过病理检查得到确诊。穿刺活检是肺部某些疑难病变必要的鉴别手段。

第七章
肺不张

结核性肺不张多因继发气管或者支气管内膜结核使管腔狭窄甚至闭塞，加上纤维组织收缩所致；肿大淋巴结压迫、坏死物破溃、血块及分泌物堵塞支气管等也可导致肺不张。在药物治疗下，支气管可因水肿消退、内膜修复再通而使肺叶复张；痰涂片结核菌阳性率较高。

结核性肺不张主要与癌性肺不张鉴别，可根据发生部位、肺内其他病灶、邻近组织位置改变及支气管壁特点等鉴别，必要时行支气管镜检查。

【案例1】

病情简要

患者女，44岁。间断咳嗽1年余，加重半月。血常规正常，ESR 22mm/h，结核抗体弱阳性，结核蛋白芯片LAM（＋）、16KDa（-）、38KDa（＋）。考虑结核可能性大，予诊断性抗结核治疗有效。

影像特点

2014年11月26日示左肺上叶大片高密度影，体积明显缩小，其内支气管扩张变形，左肺上叶支气管狭窄，左肺下叶背段见斑片状影（图2-7-1）。予抗结核治疗半年（2015年5月18日），左肺上叶复张（图2-7-2），肺透亮度增加。

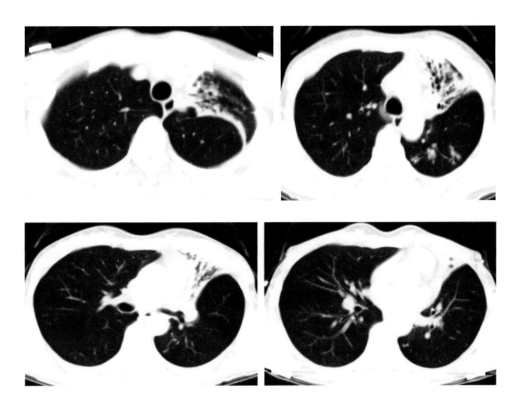

图 2-7-1　左肺上叶大片高密度影，体积明显缩小，左肺上叶支气管狭窄

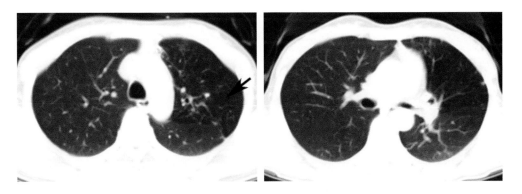

图 2-7-2　左上肺病灶吸收，肺叶复张，肺透亮度增加（箭头）

案例述评

患者支气管狭窄致不完全肺不张，影像学典型。治疗效果良好可能与支气管内膜病变可逆、治疗规范等有关；左肺上叶复张后透亮度增加系空气潴留所致。

患者支气管未见压迫或者阻塞，可排除其他如肿瘤性等病因，考虑系内膜结核所致。有文献报道，支气管内膜结核以左肺上叶支气管最为多见。

【案例2】

病情简要

患者女，74 岁。间断咳嗽、咳痰 4 年，再发半月。ESR 72mm/h，结核蛋白芯片均阴性，痰涂片未检出抗酸杆菌。考虑肺结核可能性大，予抗结核治疗。患者患有焦虑症，予 REZ 抗结核治疗 7 个月，病灶基本吸收。

影像特点

2015 年 10 月 16 日左肺上叶尖后段片状及斑点、磨玻璃影（图 2-7-3），左肺上叶支气管稍狭窄，双肺点状钙化。予抗结核治疗 7 个月（2016 年 5 月 19 日），左上肺病灶基本吸收（图 2-7-4）。

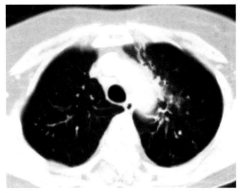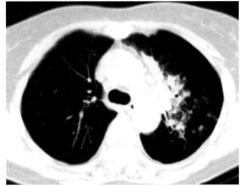

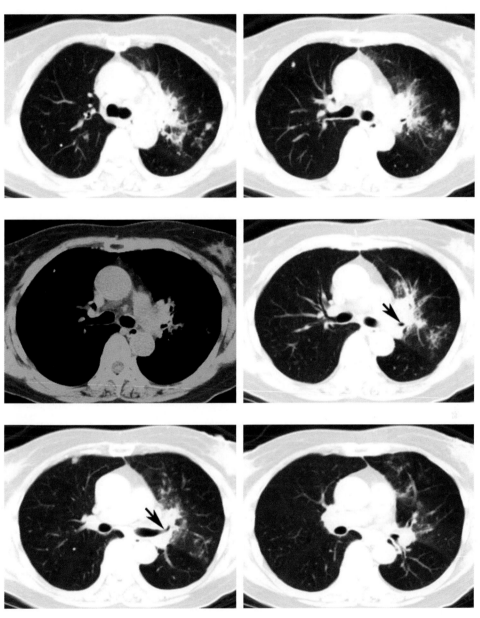

图 2-7-3　左肺上叶尖后段片状及斑点、磨玻璃影，左肺上叶支气管稍狭窄（箭头）

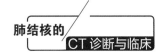
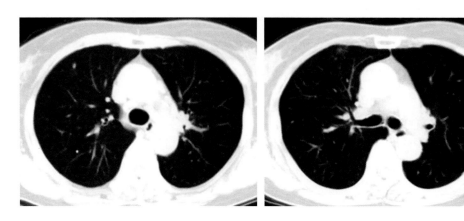

图 2-7-4　左上肺病灶基本吸收

案例述评

左肺上叶支气管内膜病变使支气管部分狭窄，相应肺组织呈片状不张，由于通气不良表现有磨玻璃影。及时而有效的抗结核治疗使支气管内膜病变改善，通气恢复，相应肺组织复张。

肺不张、斑点影、支气管狭窄、钙化等，影像学特点支持肺结核诊断。

患者罹患焦虑症，抗结核治疗使用异烟肼存在顾虑，但患者使用 REZ 治疗方案疗效良好。

【案例 3】

病情简要

患者女，32 岁。咳嗽、咳痰 5 个月。痰涂片抗酸杆菌（＋）。

影像特点

2015 年 12 月 28 日示右肺中叶扇形高密度影，体积略缩小，其内支气管扩张变形，双肺下叶斑点影（图 2-7-5）。治疗 9 个月（2016 年 10 月 9 日），双肺下叶斑点病灶吸收好转（图 2-7-6）。

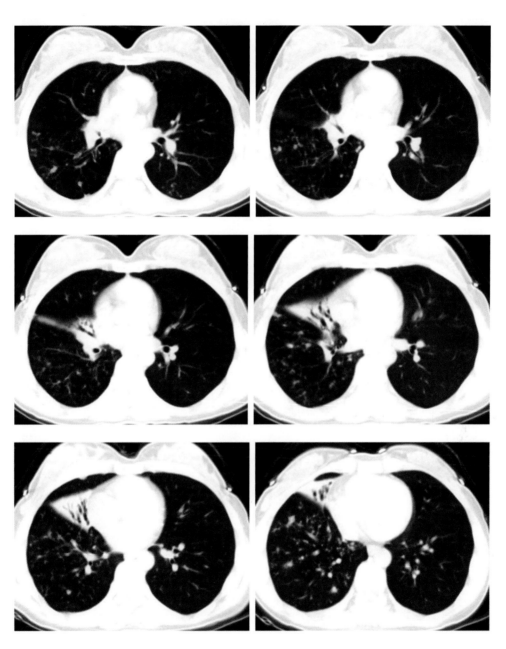

图 2-7-5　右肺中叶扇形高密度影，体积略缩小，其内支气管扩张变形

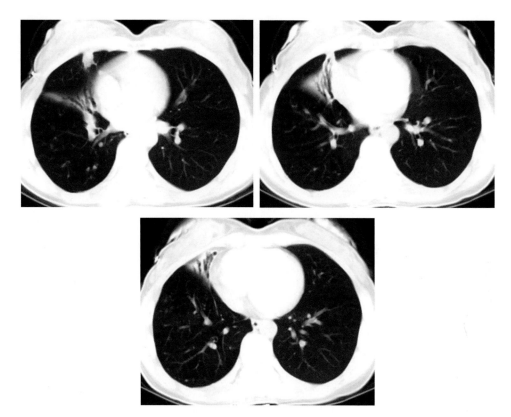

图 2-7-6　双肺下叶斑点病灶明显吸收，右肺中叶扇形高密度影无变化

案例述评

由于右肺中叶的解剖特点，右肺中叶支气管受累易形成肺不张，是右肺中叶综合征的主要形式。

双肺斑点病灶、右肺中叶综合征，应考虑结核诊断。

【案例 4】

病情简要

患者女，75 岁。反复咳嗽、咳痰 3 年，咯血 3 天。痰涂片抗酸杆菌（++）。

影像特点

右肺中叶及下叶呈大片状致密影，体积明显缩小，其内见小部分支气管通气，叶支气管狭窄；双肺上叶散在斑点影（图 2-7-7）。

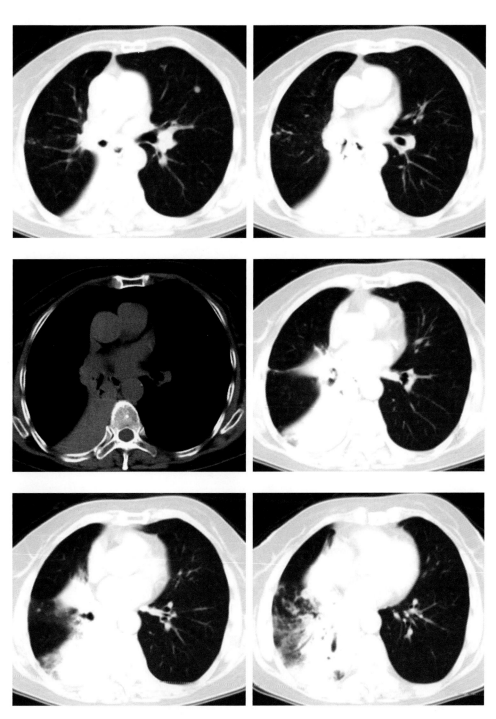

图 2-7-7　右肺中叶及下叶呈大片状致密影，体积明显缩小，
其内见小部分支气管通气，叶支气管狭窄

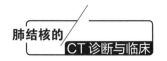
案例述评

右肺中叶及下叶不张，提示大的支气管受累，需考虑大的支气管受肿瘤压迫，患者纵隔窗未见支气管受压，故肿瘤压迫可能性较小。由于患者咯血，且患者年龄较大，也可能因咳嗽无力、血块堵塞支气管导致肺不张。

是否为支气管内膜结核所致肺不张，由于种种原因未能行纤维支气管镜检查，实在可惜。

【案例5】

病情简要

患者女，37岁。咳嗽半月，胸闷气喘7天。痰涂片抗酸杆菌（++）；左胸膜活检提示类上皮细胞聚集，周围巨噬细胞和淋巴细胞散在。

影像特点

2014年5月27日左肺上叶前段不张、钙化，左肺上叶前段支气管狭窄；左肺和右肺尖少许斑点病灶，左侧少量胸腔积液、胸膜粘连（图2-7-8）。予抗结核治疗半年（2014年11月19日），双肺病灶明显好转（图2-7-9）。

案例述评

肺不张形态千差万别，与其病变部位或者肺组织解剖形态有关。

患者左肺上叶前段不张为相应支气管内膜结核致支气管闭塞使然，病灶

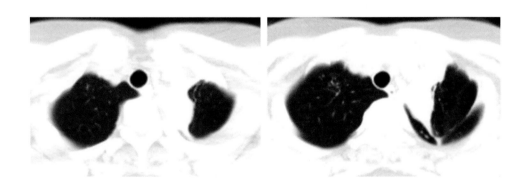

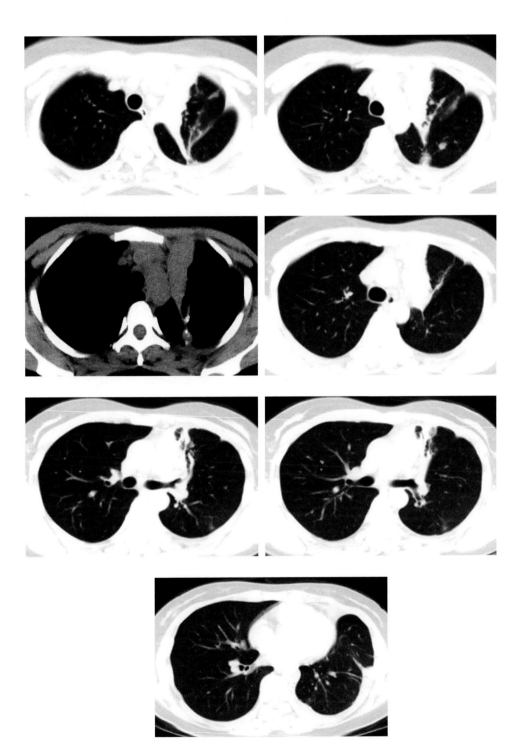

图 2-7-8　左肺上叶前段不张、钙化，左肺上叶前段支气管狭窄

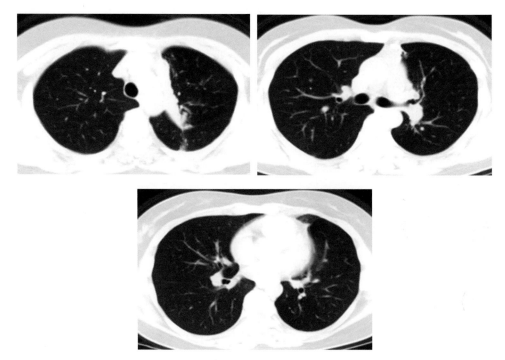

图 2-7-9　左肺上叶前段肺不张好转

多部位、渗出、纤维化、钙化、肺不张、胸膜炎等特点符合典型结核影像表现。肺不张需与肿瘤压迫鉴别，但本病例未发现相关征象，尽管患者痰菌阳性，临床也应警惕结核与肿瘤并存的情况。

【案例6】

病情简要

患者男，64岁。反复咳嗽、气喘6年，加重5天。长期诊断为"慢性支气管炎"收住呼吸科。住院中痰涂片抗酸杆菌（++）。

影像特点

右肺上叶萎缩不张，可见钙化灶，右肺上叶支气管扭曲、闭塞，斜裂前移（图2-7-10）。

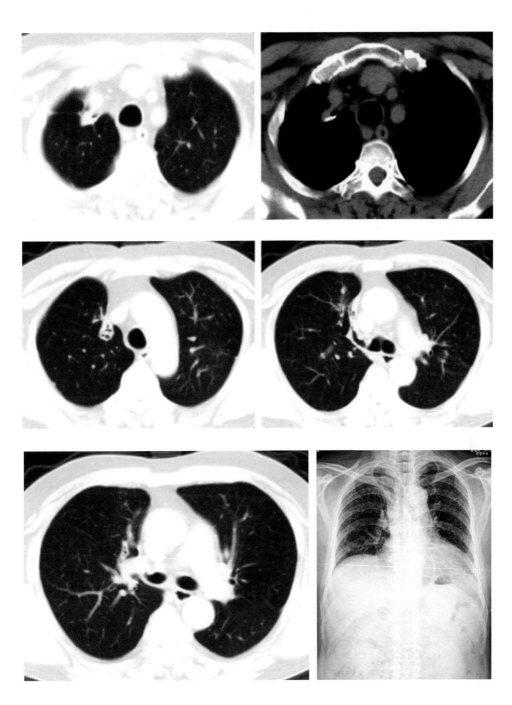

图 2-7-10　右肺上叶不张萎缩，可见钙化，右肺上叶支气管扭曲、闭塞，斜裂前移

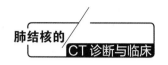

案例述评

患者右肺上叶支气管内膜结核导致其闭塞，使右肺上叶不张萎缩，其余肺野正常。由于完全萎缩的肺组织小而局限，病灶被前后厚实的胸壁遮掩或者重叠，则胸部正位 X 线片不能显现，非 CT 不能发现。

该患者被长期误诊为慢性支气管炎，实属遗憾。

第八章

孤立（合并单发）结节或者块影

肺部结核呈孤立结节、块影，在临床上并不少见，有时诊断非常困难，易被误诊为肺癌或者其他疾病，因此，其诊断及鉴别诊断非常重要。

本病最常见而重要的是与原发性肺癌鉴别，其次是与炎性结节（块影）及良性肿瘤、淋巴瘤、继发性肺肿瘤等疾病鉴别。

（1）原发性肺癌

原发性肺癌多发于 40 岁以上，男性，患者多有吸烟史；结节边缘有相对规则短毛刺，或者有明显分叶、空泡征、晕征、磨玻璃影等；少有钙化，即使有钙化也为孤立点状钙化；支气管被结节截断，或支气管呈锥状进入，或紧贴结节边缘走行；胸膜凹陷征，部分有肺门及纵隔淋巴结肿大；结节多为富血供，CT 增强明显强化（CT 值增加多在 20 ～ 60HU），且持续时间长，但也需警惕乏血供肿瘤。血 CEA、NSE、Cyfra21-1 肿瘤标志物常多项升高。

（2）炎性结节或块影

患者常有急性炎症病史；炎性机化结节或块影轮廓欠规则，边缘有条索影，密度不均匀，无钙化。球形肺炎起病急，密度均匀，边缘模糊，邻近肺野局部常有充血现象。炎性假瘤轮廓光滑或有小切迹，密度均匀无钙化，邻近肺野可有纤维灶及胸膜肥厚。

典型错构瘤有爆米花样钙化。

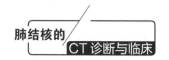

如果肺部典型结核病变之外合并有单发结节或者块影者，需警惕合并有肺肿瘤。

【案例1】

病情简要

患者男，29岁。肛周反复溢流黏稠液体1年，疼痛1天诊断为"肛周脓肿、肛瘘"收住外科。术前胸部CT发现肺部异常，痰涂片检出抗酸杆菌（＋）。

影像特点

左肺下叶背段类圆形小结节影，大小约1.7cm×1.5cm，表面光滑，密度均匀，周围卫星灶，有少许毛刺；病灶与肺门之间条索影（图2-8-1）。

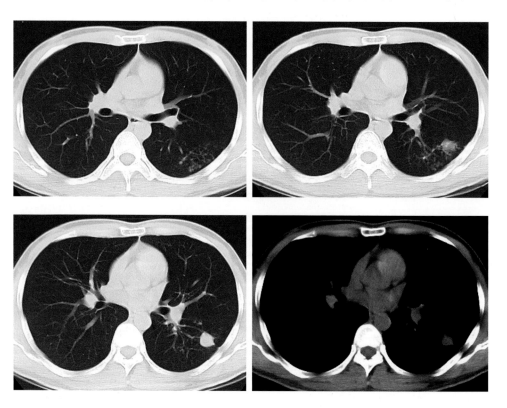

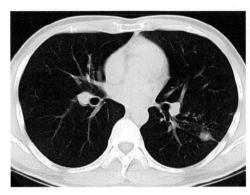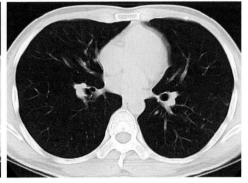

图 2-8-1 左肺下叶背段类圆形结节影，表面光滑，密度均匀，
周围卫星灶

案例述评

患者结核瘤征象典型。

结节表面光滑、卫星灶、结节与肺门之间条索影等是结核（瘤）的重要特点。

【案例 2】

病情简要

患者男，48 岁。胸痛、胸闷 1 月余。CT 发现左肺门分叶状小结节；血沉正常，CEA、NSE、Cyfra21-1 等正常，支气管镜示左主支气管管壁僵硬、充血、水肿，支气管盥洗细胞轻度核异质。考虑肺肿瘤行"左全肺根治性切除"，术中见左上肺近肺门处约 2cm×1cm 大小结节，质地较硬，粘及左肺动脉干，剖开呈灰白色；纵隔见多枚肿大淋巴结。左上肺结节病检示结核样改变，"肺门""下支气管旁""主动脉窗"淋巴结均呈结核样改变。

影像特点

左上叶尖后段肺门旁孤立结节影，大小约为 1.2cm×1.0cm，密度不均，边缘毛糙，可见浅分叶及细小毛刺（图 2-8-2）。

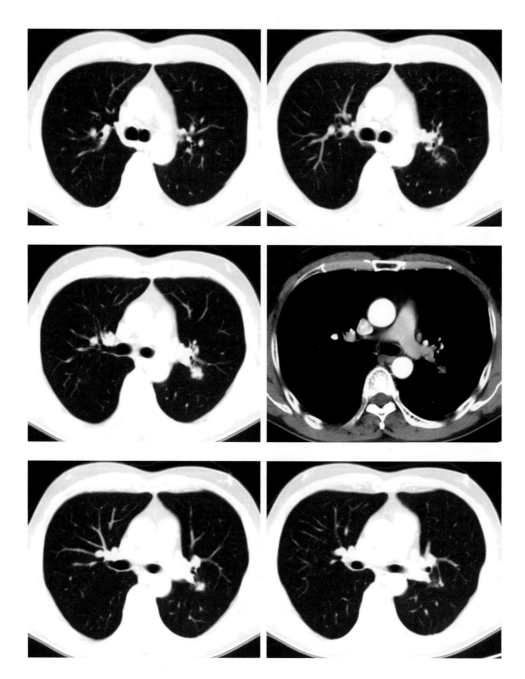

图 2-8-2　左肺门旁孤立结节，边缘毛糙，可见浅分叶及细小毛刺

案例述评

该病例结核影像形态罕见，加之其他辅助检查指标也难以排除肺恶性病变，使患者付出了巨大代价！若非手术切除病检，临床诊断肺结核确实非常困难。

【案例3】

病情简要

患者男，37 岁。咳嗽、咳痰 1 个月，糖尿病史 2 年。CT 肺部异常；血常规、血沉正常，结核蛋白芯片 LAM 阳性、16KD 阴性、38KD 阳性，NSE、CEA、Cyfra21-1 等均阴性；痰涂片未检出抗酸杆菌。

影像特点

2014 年 9 月 30 日示左肺上叶尖后段小结节影，表面不光滑，形态不规则（图 2-8-3），考虑结核可能性大。予抗结核治疗 9 个月（2015 年 7 月 10 日），左肺病灶明显缩小（图 2-8-4）。

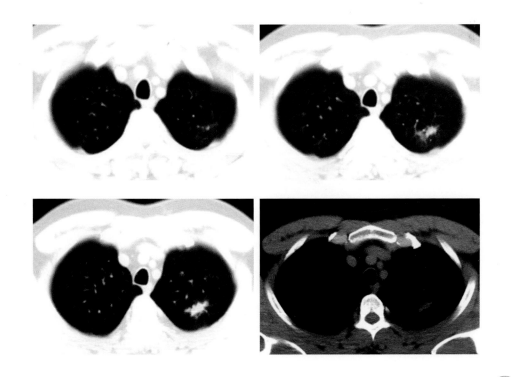

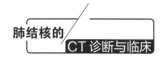
肺结核的
CT 诊断与临床

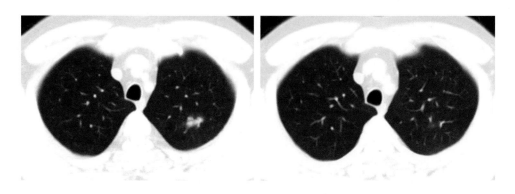

图 2-8-3　左肺上叶尖后段小结节，表面不光滑，形态不规则

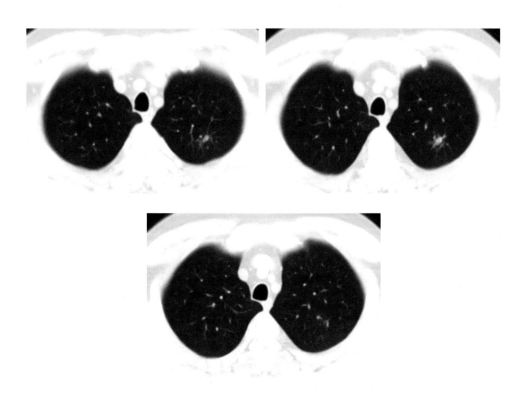

图 2-8-4　左上肺纤维病变

案例述评

病灶虽然位于肺结核好发部位，但存在病灶边缘粗糙不平、似由结节堆积而成、周围无卫星灶、病灶无钙化等特点，需与肿瘤及其他疾病鉴别。

【案例4】

病情简要

患者男，30岁。发热、咳嗽、咳痰10天。血沉正常，CEA、NSE、Cyfra21-1等阴性，结核抗体阴性，结核蛋白芯片阴性；结核感染T细胞斑点试验（T-SPOT）阳性；行右上肺叶部分切除，术中见右上肺尖前段约1.5cm×1.0cm结节，质地较硬，剖开后见黄褐色干酪样组织，病检示结核瘤。

影像特点

右肺上叶前段胸膜下圆形结节影，约1.1cm×0.9cm，密度均匀，表面光滑，可见毛刺，周围无卫星灶；病灶与肺门之间见条索样影（图2-8-5）。

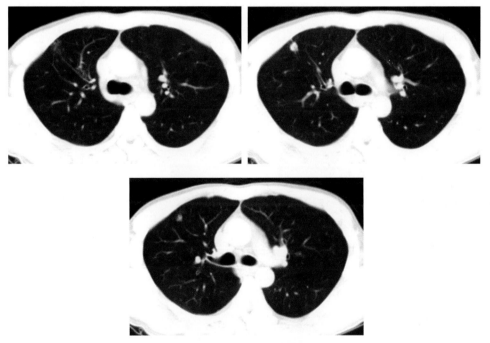

图2-8-5　右肺上叶前段胸膜下圆形结节，密度均匀，表面光滑，可见毛刺

案例述评

患者年轻、病灶位于肺结核好发部位、病变表面光滑、病灶与肺门之间条索影等符合典型结核特点。

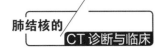

【案例5】

病情简要

患者男，71岁。咳嗽、咳痰伴右侧胸疼半月。CEA、NSE、Cyfra21-1 正常，痰检抗酸杆菌阴性；支气管镜见支气管黏膜充血，胸部 CT 考虑右肺中叶新生物伴纵隔淋巴结肿大。行"右侧剖胸探查＋右肺中叶切除术"，病检示右肺结核，送检"第7组、第8组"淋巴结呈结核性炎改变。

影像特点

2014年10月16日示右肺中叶 3.24cm×1.4.0cm 不规则小块影，密度均匀，边界稍模糊，周围见长毛刺，相邻胸膜牵拉；右肺上叶少许纤维硬结灶及钙化（图2-8-6）。患者在2013年10月16日拍摄的肺部 CT 影像示右肺上叶少许纤维硬结和钙化（图2-8-7）。

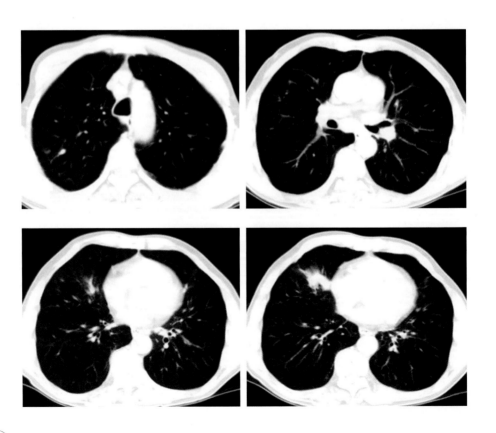

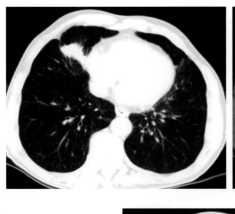
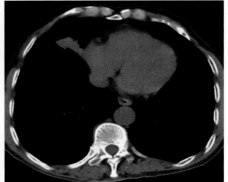

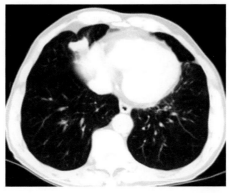

图 2-8-6　右肺中叶不规则小块影，密度均匀，边界稍模糊，周围见长毛刺

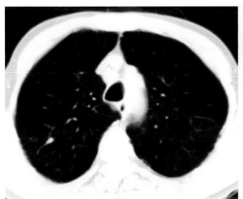
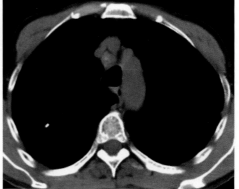

下篇　肺结核 CT 特征与临床分析

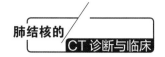

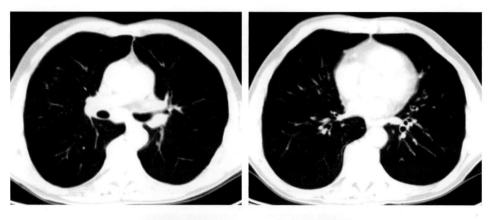

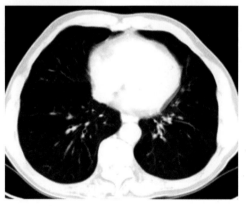

图 2-8-7　右肺上叶少许纤维硬结和钙化

案例述评

患者的影像是被误诊为肿瘤的结核块影。

术前包括上级医院在内的多家医院均认为肿瘤可能性大，故患者行"右侧剖胸探查＋右肺中叶切除术"。查阅患者既往影像资料，发现 1 年前（图 2-8-7，患者因胆结石术前检查留存的肺部 CT 影像）右肺上叶少许纤维硬结灶和钙化等与目前相同，且符合结核特点，提示既往已经存在肺部结核。1 年来新出现的右肺中叶病灶，可考虑肿瘤、真菌、炎症，但似乎更应考虑结核。1 年之内病灶从无到有并生长到如此之大，肿瘤可能性较小。

肺结核自愈或者初治痊愈后仍然有 3% ～ 5% 的复发率，即结核的复发或再活动，在临床上比较常见。一般认为内源性复发多见，外源性复发少见，表现为原来病灶的扩大或出现新病灶。渗出、增殖、变质是结核的基本病变，笔者在临床工作中体会到，结核的复发或再活动也可表现为渗出、增殖、变质等基本病变，不同病例可能以不同病理形式为主，该患者的复发或再活动就是以增殖为主。

【案例6】

病情简要

患者男，69 岁。咳嗽 4 月余。CT 发现肺部异常，痰涂片抗酸杆菌（＋）。

影像特点

2017 年 1 月 16 日（图 2-8-8）示左肺下叶前基底段块影，大小约 3.0cm×1.9cm，密度较均匀，边缘不光滑，周边模糊；右肺中叶见边缘清晰小斑点影。予抗结核治疗 9 个月（2017 年 10 月 18 日），病灶明显吸收，左下肺遗留少许纤维灶（图 2-8-9）。

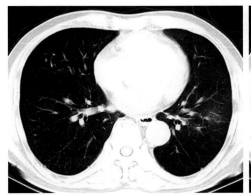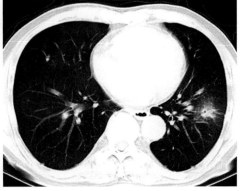

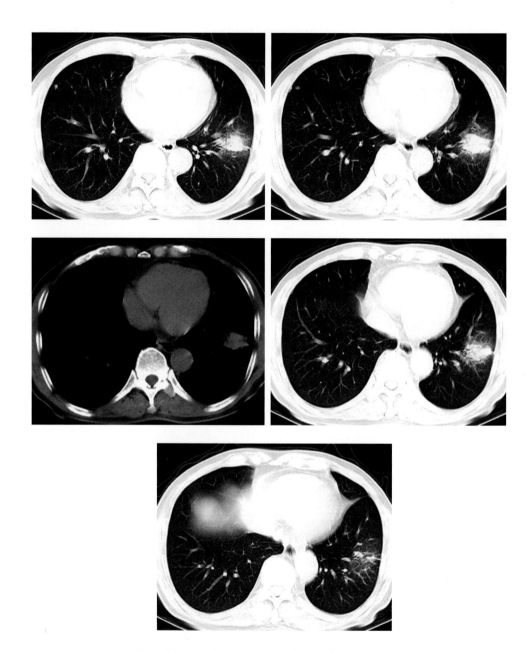

图 2-8-8　左肺下叶前基底段小块影，密度较均匀，边缘不光滑，周边模糊

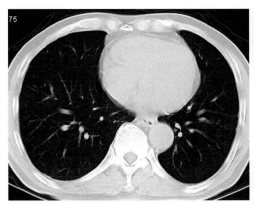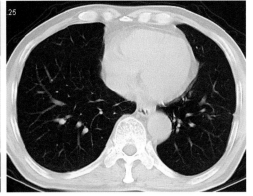

图 2-8-9　左肺病灶吸收，几无残留

案例述评

患者结核病灶部位不典型。

综合咳嗽 4 个多月、主要病灶位于肺下叶基底段、边缘不光滑、周边模糊、右肺小斑点病灶等特点，提示肺内感染性病变可能较大，但也应与原发性肺癌并肺内转移鉴别。患者左下肺孤立病灶，需与炎性病变、肺癌、淋巴瘤、真菌感染等鉴别。

患者 CT 报告为块影，但结合其影像特点和转归，似乎更符合肺亚段实变。

【案例 7】

病例简要

患者女，59 岁。咳嗽、咳痰 3 个月。痰涂片抗酸杆菌（++++），左肺下叶团块影穿刺病理诊断"结核性肉芽肿"。

影像特点

2017 年 6 月 26 日（图 2-8-10）左肺上舌段不张，下舌段近胸壁圆形块影，3.0cm×3.6cm，密度均匀、大部分边缘光滑；左肺后基底段、右肺前基底段斑点或者条索影。予抗结核治疗 2 个半月（2017 年 9 月 14 日），左肺病灶

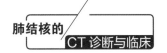

稍有吸收（图2-8-11）。

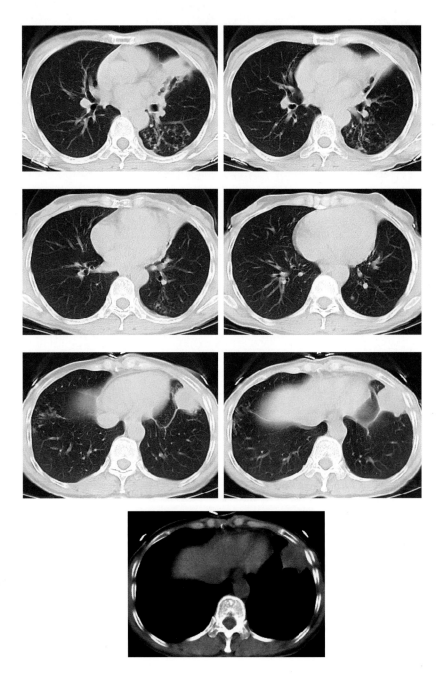

图 2-8-10　左肺上舌段不张，下舌段近胸壁圆形块影，密度均匀、大部分边缘光滑

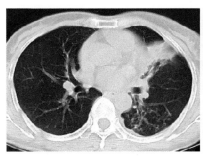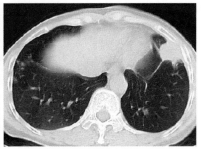

图 2-8-11　双肺病灶稍有吸收

案例述评

由于肺不张、肺内块影同时存在，使诊断充满想象。

根据舌叶不张、双下肺斑点及条索影等特点仍可诊断有肺结核；在肺内已经诊断有结核的前提下，密度均匀、大部分边缘光滑的团块影则以结核瘤可能性大。

第九章

多发结节或者团块影

直径 < 3cm 的圆形或者类圆形高密度影称为肺结节，单发肺结节称为孤立性肺结节（solitary pulmonary nodule，SPN），直径 1 ~ 3mm 者称为粟粒结节，直径 < 7mm 者称为微结节，直径 < 1cm 者称为小结节，1cm ≤ 直径 < 3cm 者称为大结节，直径 ≥ 3cm 的病变称为肺团块，肺结核团块又称为肿瘤型肺结核，属不典型肺结核类型。结节或者团块是肺增殖病变形式之一，影像学表现为结节、肿块形状，易与肺肿瘤等疾病混淆。

多发结节或者团块病灶主要与转移瘤鉴别，转移瘤多表现为边界清楚的球形病灶，以肺野外带分布为主，肺内同时出现如渗出、纤维灶、钙化等病变罕见；转移瘤可发现肺外原发病灶。

肺内淋巴瘤、韦格纳氏肉芽肿等也可表现为肺多发结节或者团块影，应予鉴别。

【案例 1】

病情简要

患者女，31 岁。咳嗽、咳痰 1 个月，咯血 2 天。痰涂片抗酸杆菌（＋＋）。

影像特点

左肺上叶尖后段两个类圆形小结节影，周边条片影、卫星灶，周围细长毛刺（图 2-9-1）。

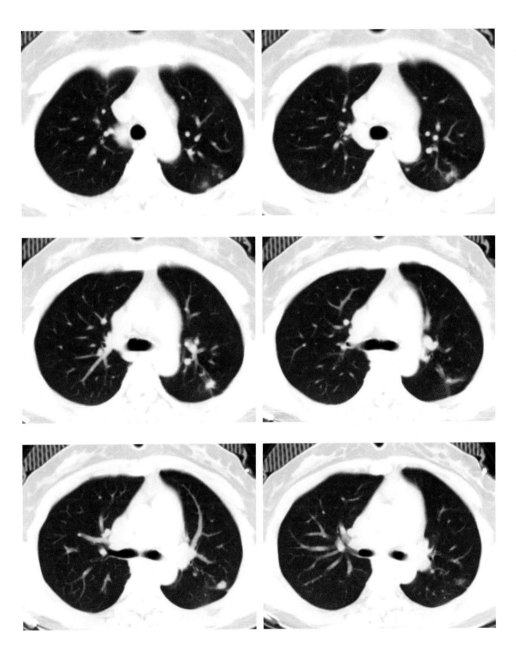

图 2-9-1　左肺上叶尖后段两个类圆形小结节影，周边条片影、卫星灶，周围细长毛刺

案例述评

患者病灶结节虽小，但结核影像特征典型。综合病灶好发部位、多发结节、结节周围卫星灶等特点可以诊断结核。

【案例 2】

病情简要

患者男，38 岁。体检发现肺部阴影半月余，无矿尘接触史。痰涂片抗酸杆菌（++）。

影像特点

双肺上叶多发大小不一、形态不规则结节或者团块影，边缘毛糙、模糊（图2-9-2）。

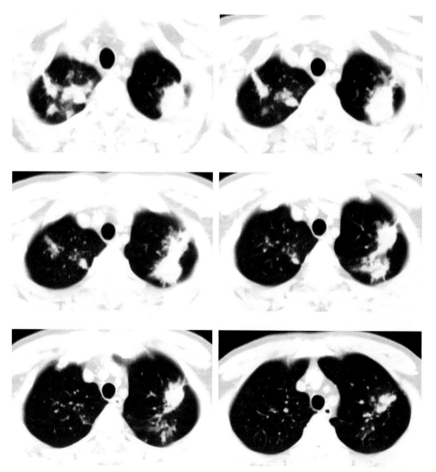

图 2-9-2　双肺上叶多发大小不一、形态不规则结节或者团块影，边缘毛糙、模糊

案例述评

患者病灶呈多发大小不等增殖病变，形态不规则。

CT 影像呈多发结节、团块影，应与矽肺鉴别，但矽肺团块病灶周围常有粟粒样、密度较高且分布相对均匀的微结节，患者没有类似微结节，重要的是无矿尘接触史，故可排除矽肺。

【案例 3】

病情简要

患者男，53 岁。夜间盗汗、上腹部不适 1 月余。血沉 22mm/h，CEA、Cyfra21-1、NSE 等均正常，结核抗体阴性，PPD 阴性，痰涂片未检出抗酸杆菌。考虑到结核可能性大，诊断性抗结核治疗有效。

影像特点

2014 年 7 月 4 日示右肺下叶 4.3cm×2.6cm 不规则团块影，病灶内点状钙化，周边长毛刺及卫星灶，瘢痕性肺气肿（图 2-9-3）。予抗结核治疗 6 个月（2015 年 1 月 16 日），右下肺病灶明显缩小，呈多结节改变，肺气肿改善（图 2-9-4）。

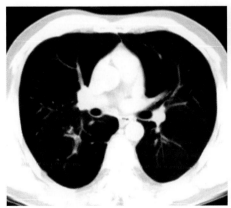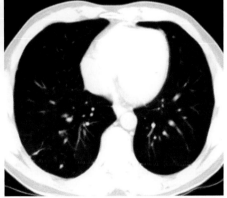

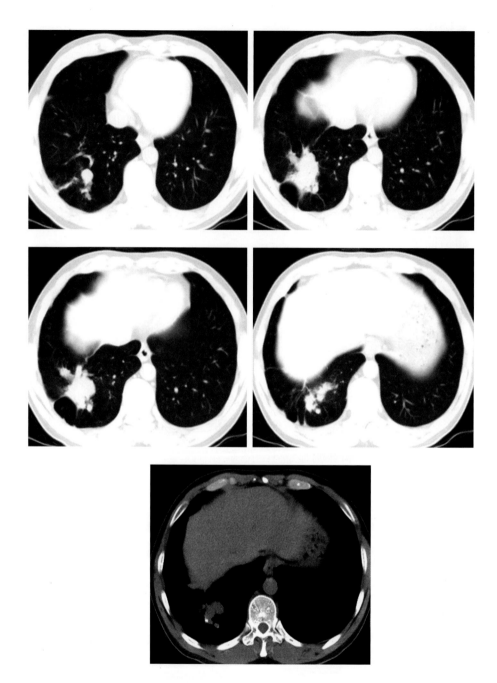

图 2-9-3 右肺下叶不规则团块影，病灶内点状钙化

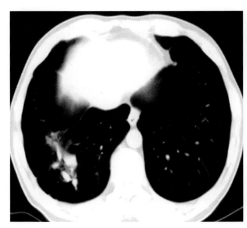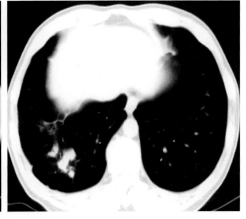

图 2-9-4 右下肺病灶明显缩小，呈多结节改变，肺气肿改善

案例述评

患者多发结节融合成不规则块影，需与肿瘤鉴别。

患者初始团块巨大、形态不规则、似有深分叶等恶性征象；仔细分析发现，巨大团块是由大小不等的较小团块或者结节共同融合而成，结合其内钙化灶，提示肿瘤可能性较小。

【案例4】

病情简要

患者男，52岁。咳嗽5天，"2型糖尿病"病史10余年。CT发现肺内异常，Cyfra21-1、NSE、CEA正常；肺穿刺病检示肉芽肿性改变，倾向结核；病程中晨间痰涂片检出抗酸杆菌（+）。

影像特点

2017年8月10日（图2-9-5）示双肺上叶及右肺下叶背段结节、斑片影，其中结节表面光滑、密度均匀、有毛刺，部分结节可见内壁光整的厚壁空洞；右侧少量气胸（穿刺所致）。治疗6个月（2018年2月26日），双肺病灶好转（图2-9-6）。

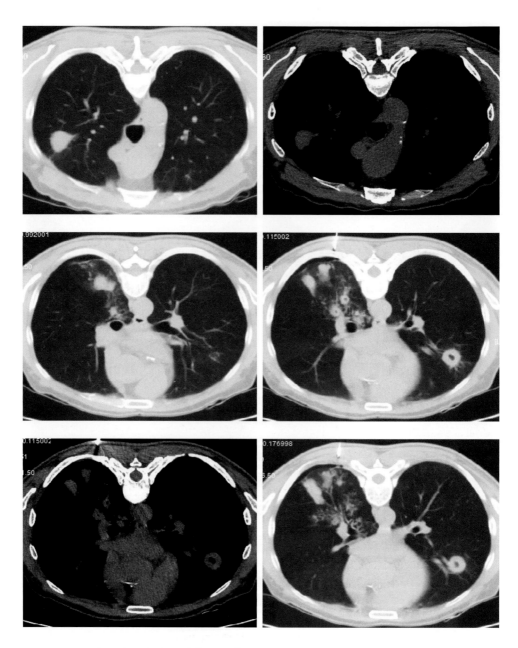

图 2-9-5　双肺上叶及右肺下叶背段结节、斑片影，结节表面光滑、密度均匀、有毛刺，
部分结节可见内壁光整的厚壁空洞

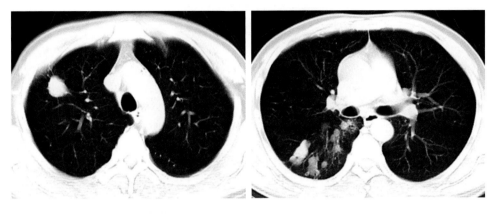

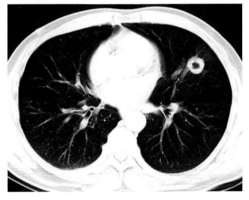

图 2-9-6 双肺结节几无变化，但结节周围病变吸收缩小

2014 年 8 月 18 日（图 2-9-7）示双肺上叶结节影，右肺下叶背段密度不均片状影，边缘模糊。

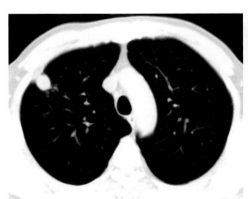

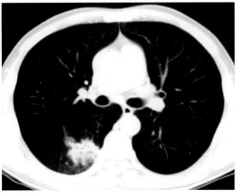

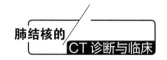

肺结核的
CT诊断与临床

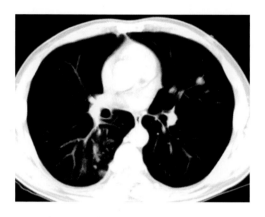

图 2-9-7 双肺上叶结节影，右肺下叶背段密度不均片状影

案例述评

肺内多发结节应与转移瘤鉴别。患者结节位于肺结核好发部位，而且，结节均有毛刺、右下肺结节周边渗出病灶、多发空洞、结节大小和形态各异等，综合如此多项特点，患者可除外转移瘤。

笔者整理该病例时找到了患者 2014 年 8 月 18 日的图像（图 2-9-7），发现当时肺部已经存在病变。据笔者从患者处了解，患者于 2014 年 8 月 18 日健康体检后知道肺内异常，由于缺乏临床症状，且自认为报告单上书写内容不严重，自行购买了"消炎药"治疗 7 天停药，未复查。

如果 3 年前患者得以及时、规范治疗，肺内或许不会遗留现在如此多个结核瘤；如果这次肺穿刺之前医生查看了患者既往影像资料（患者胶片已丢失，医院 PACS 系统还存留），或许可避免肺穿刺。

第十章

空洞性病变

干酪坏死组织液化、脱落和排出，形成空洞。可分为：①虫蚀样空洞，亦称无壁空洞，见于干酪性肺炎，大片阴影里多发形状不规则空洞，一般较小；②薄壁空洞，多为空洞形成早期，圆形或者椭圆形，见于浸润型肺结核；③干酪空洞，为结核球或者干酪区溶解而成，洞壁干酪层厚，肉芽组织与纤维组织较薄；④纤维厚壁空洞，由上述病变迁延而来，洞壁具有干酪坏死、肉芽组织与纤维组织三层结构，纤维组织较厚，空洞呈坚硬外观。

空洞常伴卫星灶，空洞同侧或者对侧肺野常有支气管播散灶。洞壁血管易受侵蚀引起咯血，空洞长期不闭合易合并霉菌感染。大多数空洞内有大量结核菌生长，传染性强，是重要的传染源。

糖尿病合并结核易形成空洞。

肺结核空洞需与下列常见空洞鉴别：

（1）肺癌空洞：肺癌空洞壁厚参差不齐，有壁结节，病灶短毛刺和分叶，可伴有胸膜凹陷征；肺结核空洞壁厚较均匀，病灶长毛刺无分叶，常伴有卫星灶等。

（2）肺脓肿空洞：较大且壁厚，空洞常多房并可见液平，周围伴有大量炎性浸润而呈淡薄阴影，无明显毛刺，病灶动态变化快。

（3）矽肺空洞：矽肺单纯空洞洞腔很小，有时空洞仅隐约可见，不规则

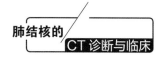

居多，壁厚，无支气管播散灶。职业接触史很重要。

【案例 1】

病情简要

患者女，20 岁。右颈部包块 1 个月。血常规正常，ESR 40mm/h，结核抗体阳性，结核蛋白芯片 LAM 阳性、16KD 阴性、38KD 阳性；彩超右颈部多发淋巴结肿大，胸部 CT 发现肺内异常，痰未检出抗酸杆菌。

影像特点

2014 年 12 月 10 日示右肺下叶背段多个小结节影，见细小毛刺，结节状病灶内空洞，并可见指向肺门的细线样影（图 2-10-1）。予抗结核治疗半年余（2015 年 7 月 7 日），空洞闭合、病灶缩小（图 2-10-2）。

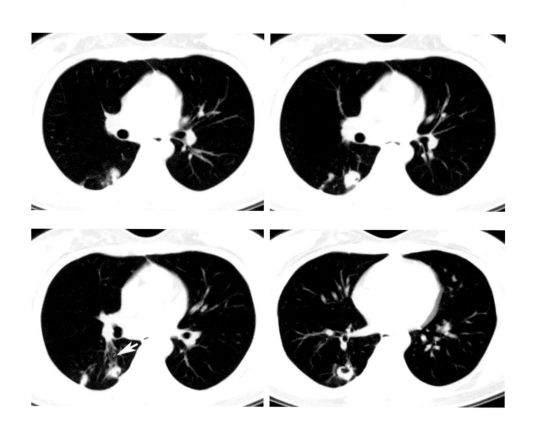

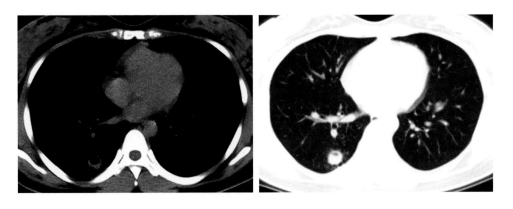

图 2-10-1　右肺下叶背段空洞，空洞近肺门侧切迹（黑箭），
可见指向肺门的细线样影（白箭）

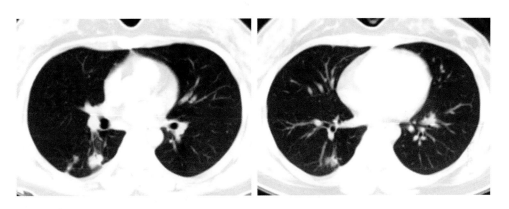

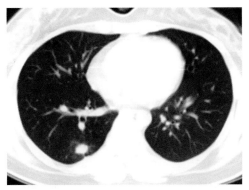

图 2-10-2　相应空洞闭合，病灶缩小

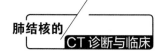

案例述评

患者结核空洞影像典型，空洞偏向肺门、空洞近肺门侧切迹都是结核空洞较有特征性的征象。另外，肺内病灶与肺门之间的线样引流管是肺结核又一较有特征性的影像。

【案例2】

病情简要

患者男，65岁。反复双下肢水肿1年，加重10余天，咳嗽5天。诊断乙肝后肝硬化，胸部CT发现肺部异常，血糖正常，痰涂片抗酸杆菌（++）。

影像特点

2013年12月11日左肺和右肺上叶及中叶大小不等、密度不均的片状密度增高影，边缘模糊，其内可见多发虫蚀样空洞（图2-10-3）。予抗结核治疗8个月（2014年8月19日），双肺病灶明显吸收缩小（图2-10-4）。

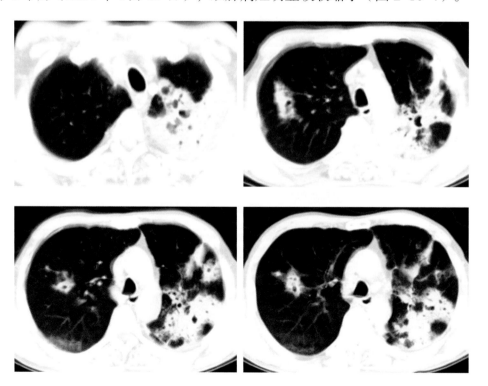

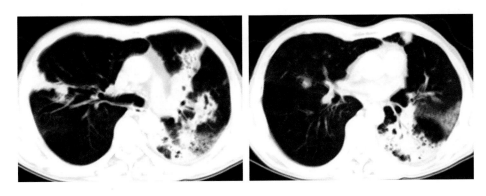

图 2-10-3　左肺和右肺上叶及中叶大小不等、密度不均的片状密度增高影，
其内可见多发虫蚀样空洞

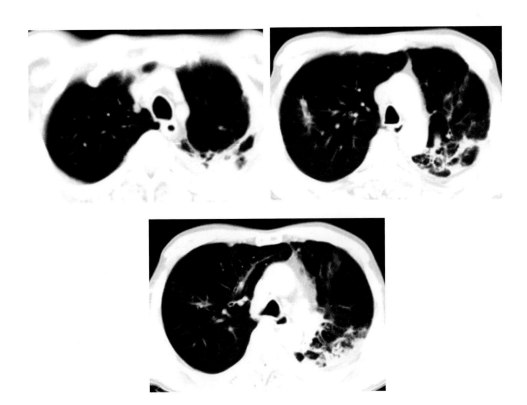

图 2-10-4　双肺病灶明显吸收缩小

案例述评

患者肺部病变广泛，以实变为主，实变的肺组织中虫蚀样空洞形成。虫蚀样空洞是肺组织急性溶解性坏死形成大小不等的空洞，常为多发，空洞壁

界限不明显，形状不规则如虫蚀样。

由于患者合并有肝硬化，选择抗结核药物（如异烟肼、利福平、吡嗪酰胺等）既要保证疗效，又要充分考虑到药物对肝脏的影响，临床医师需要制定合理治疗方案、密切观察。

【案例 3】

病情简要

患者男，62 岁。发热、咳嗽 10 天，糖尿病史 6 年。痰涂片抗酸杆菌(++++)。

影像特点

2015 年 9 月 12 日示右肺上叶干酪性肺炎，巨大空洞，空洞下壁凸凹不平(图 2-10-5)。予抗结核治疗 6 个月（2016 年 3 月 16 日），空洞闭合，遗留纤维条索影（图 2-10-6）。

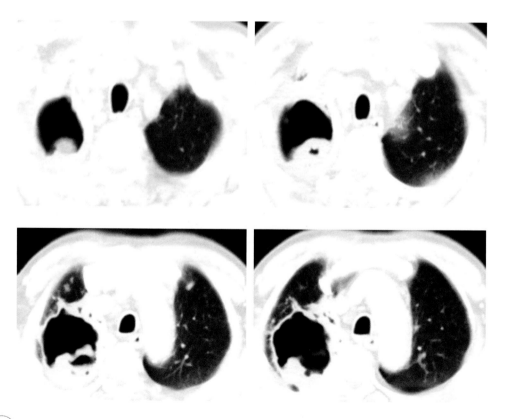

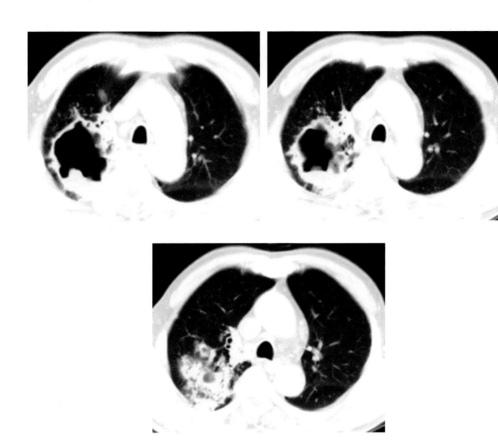

图 2-10-5　右肺上叶巨大空洞，空洞下壁凸凹不平

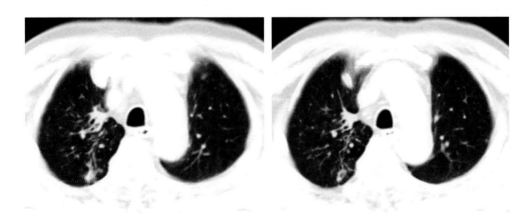

图 2-10-6　右肺空洞闭合，遗留纤维条索病变

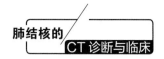

案例述评

洞壁厚薄不均易被误诊为空洞内容物，巨大空洞预后良好是该病例的特点。患者空洞内壁凸凹不平，主要是干酪坏死物堆积于空洞下壁，使下壁极不规则，易被误诊为空洞内寄生曲霉菌。

患者空洞巨大，通过控制血糖和规范抗结核治疗，空洞完全闭合，疗效令人意外。

【案例 4】

病情简要

患者男，74 岁。咳嗽 1 周。CT 发现肺部异常，痰涂片抗酸杆菌（++）。

影像特点

2017 年 6 月 24 日示右肺上叶及左肺片状影，左肺下叶背段薄壁空洞，可见液平，周围卫星灶，胸膜粘连（图 2-10-7）。予抗结核治疗近 6 个月（2017年 12 月 15 日），双肺病灶好转（图 2-10-8）。

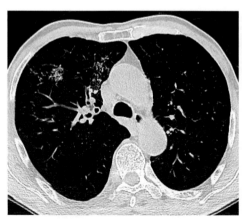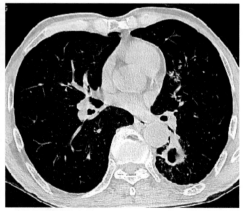

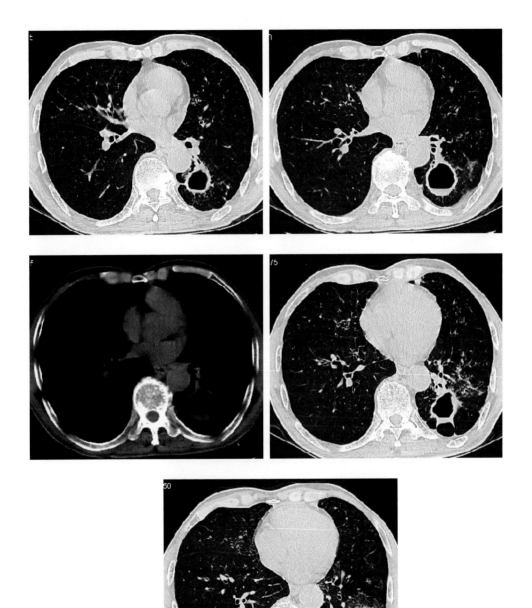

图 2-10-7　左肺下叶背段薄壁空洞并液平，周围卫星灶

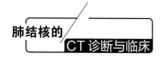
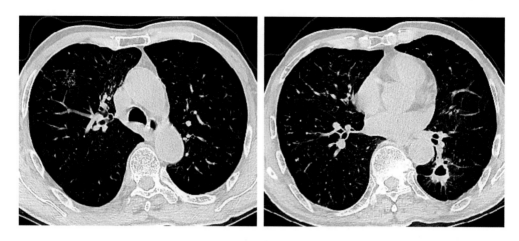

图 2-10-8　左下肺空洞缩小，液平消失

案例述评

患者结核性空洞影像典型。结核空洞出现液平，可能合并有细菌感染。空洞痊愈可表现完全闭合和无结核菌生长的净化空洞两类。

患者拍摄了 HRCT，可清晰反映肺部细微病变。

第十一章

磨玻璃影

任何使肺实质内空气减少而又不使肺泡完全闭塞的病变均可形成磨玻璃影，是肺的局灶性密度轻度增高影，其密度不足以掩盖经过的支气管血管束，因状似磨玻璃而得名，预示可能为病变早期。常见于炎症、肺出血、间质病变、肿瘤等。肺结核以单纯磨玻璃影表现者少见，大多伴随有肺内其他病变。

磨玻璃影可见于肺实质或者肺间质病变，炎症等良性病变的磨玻璃影病灶随时间推移可逐渐缩小或者消失，而恶性病变的磨玻璃影常逐渐增大、变浓；单纯磨玻璃影病灶越小，其良性可能性越大。

【案例1】

病情简要

患者女，49 岁。咳嗽、咳痰半月余收住呼吸科。痰涂片抗酸杆菌（＋）。

影像特点

2016 年 6 月 6 日示右肺下叶大片密度增高影，大部分呈磨玻璃影，其内散在不规则更高密度病灶，右肺中叶不张，右肺后基底段实变可见支气管充气征；左肺散在斑点病灶，边缘模糊（图 2-11-1）。予抗结核治疗 7 个月（2017 年 1 月 12 日），右肺下叶渗出、实变病灶完全吸收，其余病灶显著好转（图 2-11-2）。

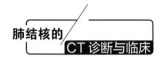
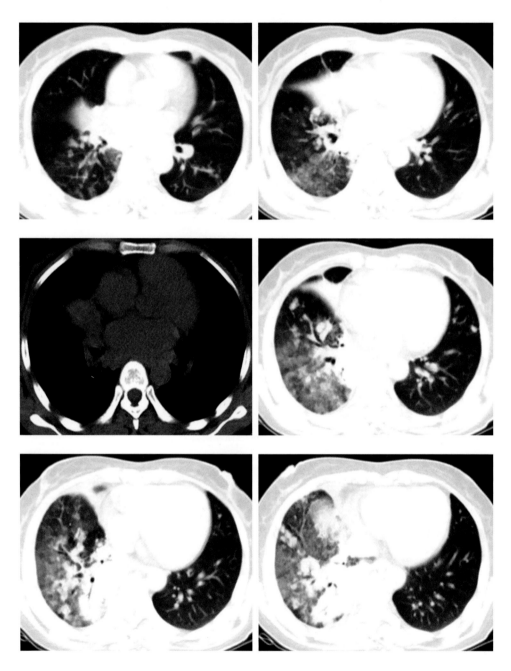

图 2-11-1　右肺下叶大片密度增高影，大部分呈磨玻璃影

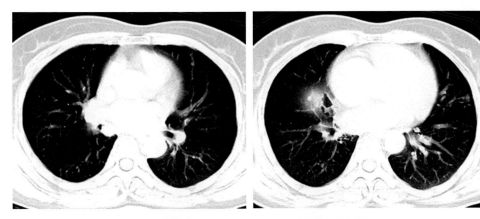

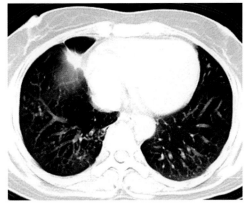

图 2-11-2　右肺下叶磨玻璃影完全吸收

案例述评

右肺下叶大量炎性渗出形成磨玻璃影，是病变具有活动性的重要标志，通过规范治疗可完全吸收。

渗出、实变、肺不张等共同存在，结合较轻的临床症状特点，综合分析，容易考虑结核。

【案例 2】

病情简要

患者男，50 岁。咳嗽、咳痰半个月，咯血 3 天。15 年前患肺结核，当时行抗结核治疗半年后停药。痰涂片检出抗酸杆菌（＋）。

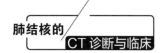

影像特点

左肺上叶见大片磨玻璃影，其间散在条片状更高密度影，可见支气管影，左肺上叶支气管狭窄，左肺下叶斑点或斑片或条索状影，伴少许渗出；右肺上叶可见钙化灶；纵隔稍左移，左侧胸膜肥厚粘连（图 2-11-3）。

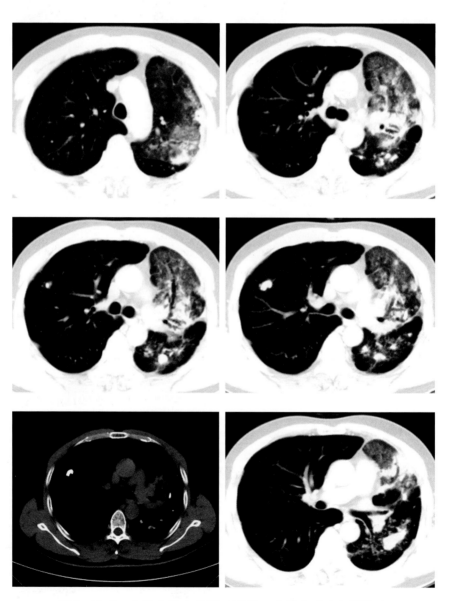

图 2-11-3　左肺上叶大片磨玻璃影，左肺上叶支气管狭窄

案例述评

患者既往有肺结核病史、肺内钙化灶对于此次诊断具有重要参考意义。

患者左侧胸廓变小，系左肺上叶膨胀不全所致；由于左肺上叶支气管狭窄或不完全闭塞，使左肺上叶组织充气不良而呈现磨玻璃影，该磨玻璃影非结核渗出或其他原因所致。

【案例3】

病情简要

患者女，60岁。咯血1天。CT发现肺内异常，ESR、CRP正常，结核抗体阴性，结核蛋白芯片阴性，PPD阴性。鉴于肺内病灶纤维硬结，呈稳定无活动征象，仅给予止血等对症处理，但患者执意要求抗结核治疗，遂行之；予抗结核治疗2个月后因原来硬结灶无缩小而停药。

影像特点

2016年9月29日示右肺上叶散在片状磨玻璃影，双上肺少许斑点硬结灶，边缘清晰（图2-11-4）。予抗结核治疗2个月（2016年11月28日），右肺磨玻璃样病灶吸收，硬结灶无改变（图2-11-5）。

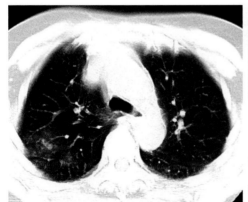
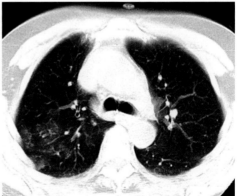

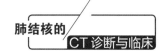
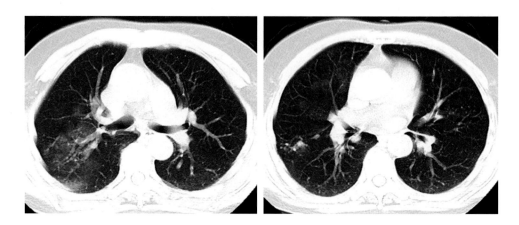

图 2-11-4　右肺上叶散在片状磨玻璃影

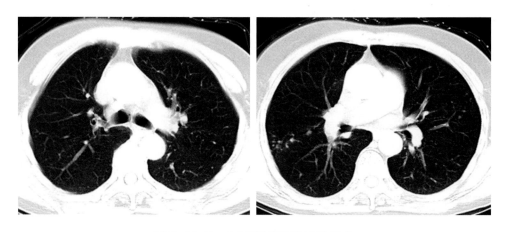

图 2-11-5　右肺磨玻璃样病灶吸收

案例述评

患者磨玻璃样影系出血所致，非结核活动。出血可能是纤维收缩致支气管扩张或者并发感染引起。

结核病灶呈边缘清晰的斑点硬结，是结核稳定、痊愈的形式之一，勿需进一步治疗。

第十二章

干酪性肺炎

干酪性肺炎常由浸润型肺结核恶化而来，一般全身中毒症状重，合并症多，常见于糖尿病、营养不良、慢性阻塞性肺疾病等患者，是严重的肺结核之一。

干酪性肺炎初期以肺实变为主，肺实变常跨叶，密度较高，或外周淡薄中央浓密。病变的肺段或者肺叶体积可稍缩小，患侧胸廓不同程度塌陷。空洞多为虫蚀样，空洞内壁常有不规则结节样突起，为干酪性坏死物。

干酪性肺炎需与大叶性肺炎鉴别，单纯通过影像学检查有时不易区分，需要结合临床或者其他资料。大叶性肺炎可表现为肺实变，病变组织体积无缩小，胸廓无塌陷，常继发肺脓肿，脓肿内壁一般光滑，有液平。

肺泡癌也可表现为叶或者段实变，伴有支气管影。肺泡癌的含气支气管常僵直或者不规则增厚，管腔常有不规则狭窄，其分支可有残缺、中断，典型者呈"枯树枝征"。此外，肺泡癌实变区肺泡腔内可充满大量黏液，在重力作用下其邻近叶间裂呈下坠性改变。

【案例1】

病情简要

患者男，45岁。咳嗽、咳痰4个月，糖尿病史5年。CT示左肺感染性病变，考虑结核；痰涂片找抗酸杆菌（+++）。

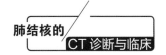

影像特点

    2014 年 1 月 20 日示左肺大片高密度影，边缘模糊，可见支气管充气征和虫蚀样空洞（图 2-12-1）。予抗结核治疗半年余（2014 年 8 月 14 日），左肺病灶明显好转（图 2-12-2）。

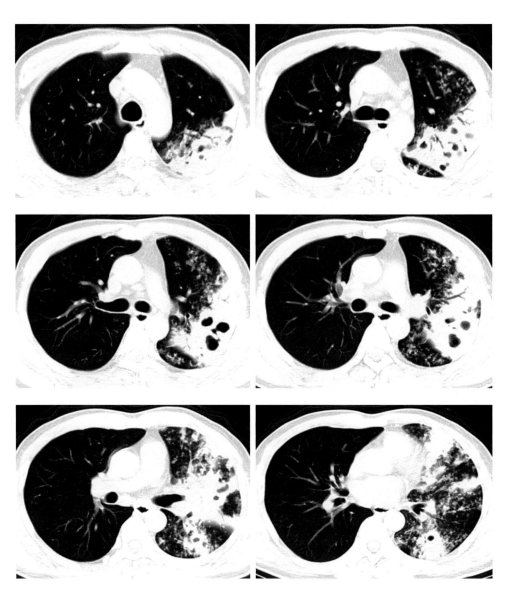

图 2-12-1　左肺大片高密度影，边缘模糊，可见支气管充气征和虫蚀样空洞

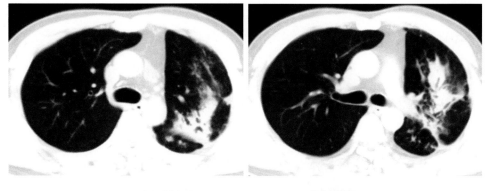

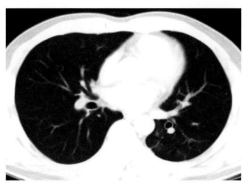

图 2-12-2　左肺病变明显吸收缩小

案例述评

患者病灶实变、虫蚀样空洞、左下肺支气管播散等特点，符合典型干酪性肺炎特征。

典型干酪性肺炎临床上可表现为高热、明显全身感染中毒症状、血象升高及肺部相应影像学改变，但也有部分干酪性肺炎只是影像学典型，而临床症状轻微。

干酪性肺炎易合并支气管或者血行播散，若广泛实变影与肺内粟粒样播散病灶共存则应考虑结核。另外，干酪性肺炎痰检抗酸杆菌阳性率较高。

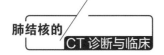

【案例 2】

病情简要

患者男，51 岁。咳嗽、咳痰、低热半月。血糖正常。CT 示双肺感染，痰找抗酸杆菌（++++）。

影像特点

2017 年 3 月 20 日示双肺大小不等的不规则片状密度增高影，边缘模糊，密度不均，双肺病灶内可见虫蚀样空洞（图 2-12-3）。予抗结核治疗 6 月余（2017 年 10 月 13 日），双肺病灶明显吸收（图 2-12-4）。

案例述评

患者病灶大小不等、形态不规则，以渗出为主，兼有实变和干酪性坏死，符合干酪性肺炎影像特点。

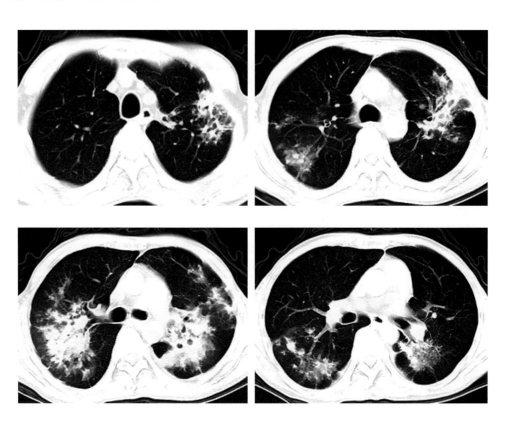

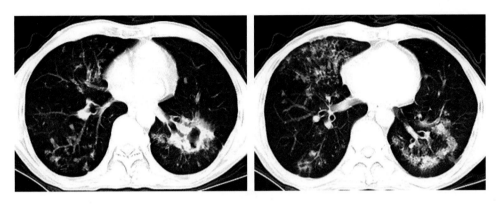

图 2-12-3　双肺大小不等的不规则片状密度增高影，可见虫蚀样空洞

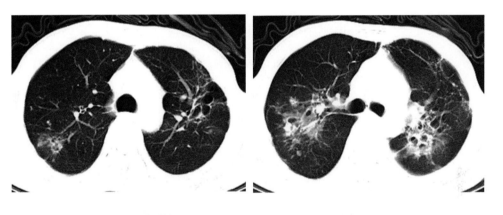

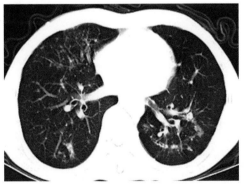

图 2-12-4　双肺病变明显吸收缩小

第十三章
胸腔积液

胸腔积液是临床上最常见病理现象之一，可见于结核、肿瘤、肺炎、低蛋白血症、心衰、寄生虫感染等，其中，结核是最常见病因。积液离心沉渣涂片找到抗酸杆菌、胸膜活检呈结核肉芽肿样改变均可确诊，积液腺苷脱氨酶（ADA）增高有利于结核病因诊断；结核性胸腔积液约占全部胸腔积液的半数以上，应主要与肿瘤性胸腔积液鉴别。

由于纤维蛋白沉着，结核性胸膜炎常发生胸膜粘连、积液包裹或者胸膜增厚等预后不良现象。

【案例 1】

病情简要

患者男，57 岁。反复咳嗽、咳痰 20 余年，加重伴咯血 1 个月。CT 示右肺部异常；夜间痰、晨间痰、即时痰均检出抗酸杆菌（+++）。

影像特点

右肺云絮、片状影，右侧包裹性胸腔积液，胸膜广泛增厚并钙化（图2-13-1）。

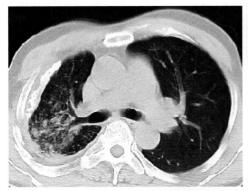
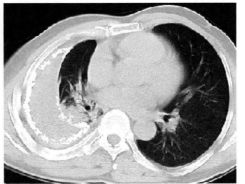
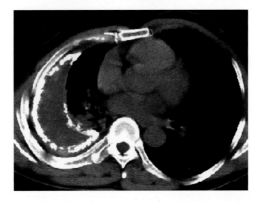

图 2-13-1　右侧包裹性胸腔积液，胸膜广泛增厚并钙化

案例述评

脏层壁层胸膜均呈串珠样钙化、胸膜腔陈旧性积液、肺内病灶等，患者结核影像表现典型，胸膜腔及胸膜的如此改变对于肺内结核诊断有参考意义。随着人们就医条件和就医能力的改善，胸膜如此广泛严重钙化已不多见。

石棉肺可引起局限性壁层胸膜斑，少数可有钙化。患者壁层、脏层胸膜均有广泛增厚和钙化，与石棉肺的胸膜改变显然不同，且此例患者无石棉接触史。

【案例2】

病情简要

患者男，21 岁。发热、咳嗽、胸痛 6 天。ESR 74mm/h，CRP 69.3mg/L，

结核抗体阳性，结核蛋白芯片 LAM 阳性、16KD 阴性、38KD 阳性，PPD 试验（＋）；胸水常规：WBC 1.1×10^9/L、L 83.8%、N 14.3%，粘蛋白试验阴性。考虑结核可能性大，予抗结核治疗。

影像特点

2014 年 8 月 5 日示右侧胸腔积液，胸膜粘连，右斜裂积液呈扁球形，右肺上叶微结节聚集成大片状影（图 2-13-2）。予抗结核治疗 1 年（2015 年 8 月 31 日），右侧胸腔积液完全吸收（图 2-13-3）。

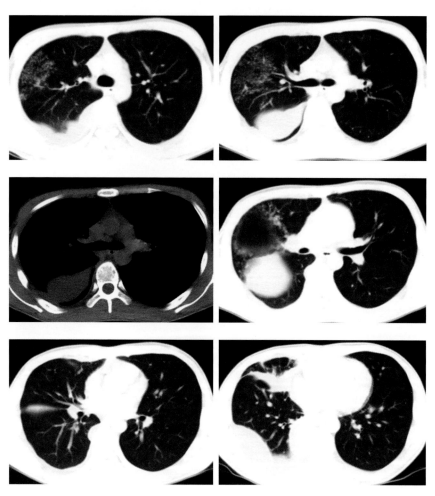

图 2-13-2　右侧包裹性胸腔积液，右斜裂积液呈扁球（梭）形

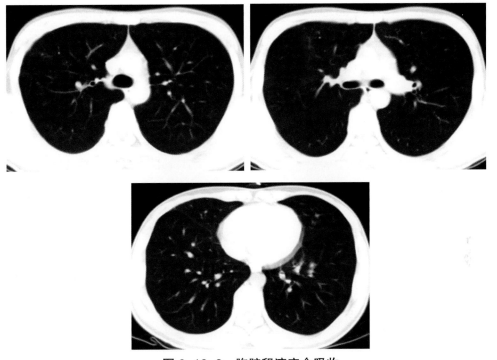

图 2-13-3　胸腔积液完全吸收

案例述评

胸腔积液临床常见，结核是主要病因之一；叶间积液为特殊类型胸腔积液，常呈梭形、半球形等，易误诊为肺内病变，但分析 CT 序列图像，可发现叶间积液位于叶间胸膜的走行线路上，密度均匀一致，与周围界限清楚，且表面较光整。

根据临床症状、胸水检验、肺部影像特点等，较容易作出结核性胸腔积液诊断。

【案例 3】

病情简要

患者男，21 岁。发热 20 余天。ESR 28mm/h，CRP 95.1mg/l，结核抗体阴性，结核蛋白芯片阴性，PPD 阴性；胸水示渗出液，有核细胞计数 $500 \times 10^6/L$，

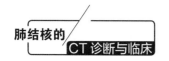
N 15%、L 85%，ADA 66.1U/L，胸水离心沉渣涂片发现抗酸杆菌。予抗结核治疗，胸水逐渐吸收，气胸消退，遗留胸膜肥厚。

影像特点

右侧液气胸（穿刺后），右下肺膨胀不全（图2-13-4）。

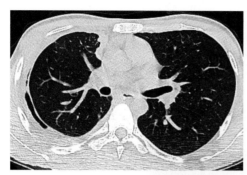
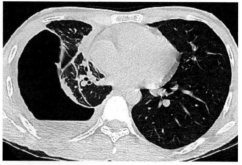
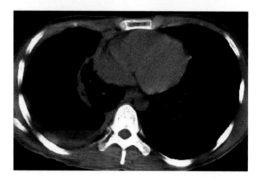

图 2-13-4　右侧液气胸，右下肺被压缩

案例述评

及时穿刺获知胸水性质，对于诊断非常重要。渗出性胸水 ADA 明显升高，＞ 40U/L 时支持结核性诊断，ADA 轻度升高或者不升高支持肿瘤性诊断。胸水嗜酸性粒细胞升高需警惕寄生虫（如肺吸虫）感染。有大量白细胞时需注意与脓胸鉴别。

结核性胸膜炎患者肺内可有或者无结核病灶，该病例为单纯结核性胸膜炎。胸水里罕有发现抗酸杆菌，患者胸水离心沉渣涂片发现抗酸杆菌，可能是细菌随血液播散至胸膜或者细菌经过脏层胸膜破口进入胸腔或者胸膜下带菌的微小病灶破溃入胸腔所致。

单纯结核性胸膜炎罕见合并气胸，由于需要诊断性穿刺或者穿刺引流，可能并发气胸，则 CT 片上出现气液平。气胸一般预后良好。

【案例 4】

病情简要

患者女，26 岁。左颈部淋巴结肿大 20 天。血常规及 CRP 正常，ESR 31mm/h，结核抗体阳性，PPD 试验强阳性；左颈部淋巴结穿刺见大量淋巴细胞，未见结核肉芽肿样改变；胸部 CT 示左肺下叶感染，痰涂片未找到抗酸杆菌。考虑结核可能性大，抗结核治疗有效。

影像特点

2015 年 4 月 9 日示左下肺散在斑点、片状高密度影（图 2-13-5），边缘模糊；左侧斜裂和部分基底肺段间隔少量积液，左侧胸膜局部增厚。予抗结核治疗 1 年半（2016 年 11 月 26 日），肺部病变痊愈（图 2-13-6）。

案例述评

斜裂积液临床上常见，肺段间隔积液临床上较少见。

结合患者颈部淋巴结肿大、肺内病灶及其特点，需要考虑常见的结核感染。

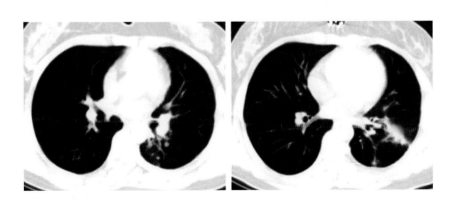

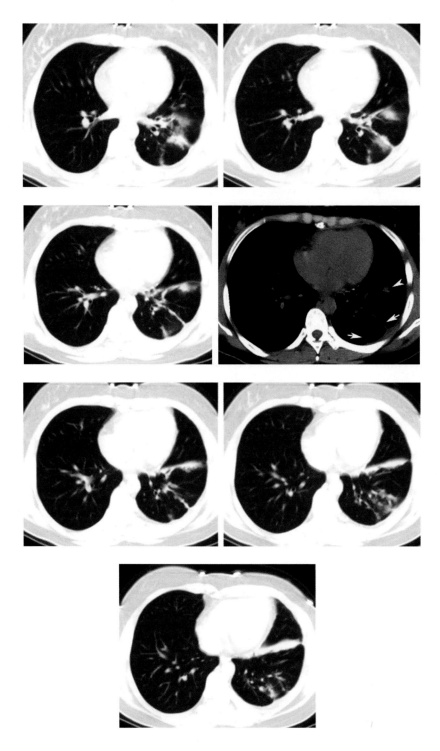

图 2-13-5　左侧斜裂（箭头）和部分基底肺段间隔少量积液（箭样标识）

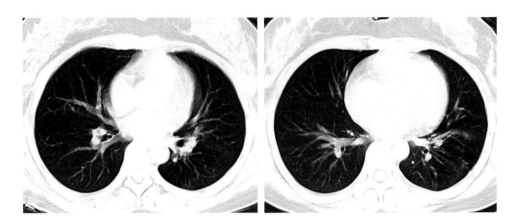

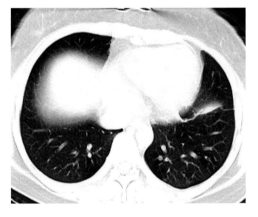

图 2-13-6　左侧斜裂和肺段间隔积液吸收，斜裂增厚

第十四章

囊样变

　　囊样变指肺组织内圆形含气腔，与周边肺组织分界清楚，一般气腔内无液性或者实性成分。

　　囊样变可能与实变区坏死肺组织引流、活瓣性细支气管阻塞、细支气管扩张、干酪样坏死导致肺间质空气漏出等有关。一般认为，活瓣性细支气管阻塞伴有坏死组织引流是最主要原因。

　　囊样变需要与肺气肿、蜂窝肺、肺脓肿、囊性支气管扩张和肺部空洞等鉴别。

【案例】

病情简要

　　患者男，73岁。反复上腹部不适10余年，加重1个月，以胃炎收住消化科。CT发现肺部异常，痰涂片检出抗酸杆菌（++）。

影像特点

　　双肺广泛大小不等斑片状及条片状影，其内可见单发或多发气囊，未见液平（图2-14-1）。

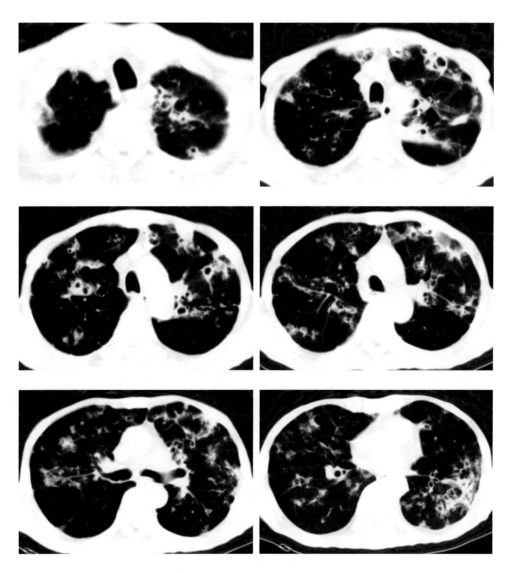

图 2-14-1　双肺广泛单发或多发气囊

案例述评

病灶呈囊样变的肺结核临床上少见，需与支气管扩张、结核空洞、金黄色葡萄球菌感染等疾病鉴别。

第十五章

腺泡结节

肺腺泡包括呼吸性细支气管、肺泡管、肺泡囊、肺泡。当腺泡受到病原体刺激，则腺泡发生过敏反应，出现炎性渗出，这时的影像学表现：位于小叶中心呈小叶中央型分布的结节状密度影，密度稍高，呈磨玻璃样、质地均匀、边界模糊、呈独立性腺泡大小，即腺泡结节。

腺泡结节又称为气腔结节，常见于各种炎症，也可见于水肿和出血，主要见于过敏性肺炎、嗜酸性肉芽肿、感染、结核等病变。

【案例】

病情简要

患者男，49岁。咳嗽、咳痰4天。痰涂片检出抗酸杆菌（+）。

影像特点

2015年12月7日示双肺，尤其是双肺上叶弥漫性小叶中心絮状影，边界模糊，密度较均匀，部分有融合，其中左肺上叶见分叶状结节，内见钙化，周围见毛刺，伴双上肺结节状硬结灶（图2-15-1）。予抗结核治疗1年（2016年12月7日），复查絮状病灶吸收，残留较多纤维硬结病灶（图2-15-2）。

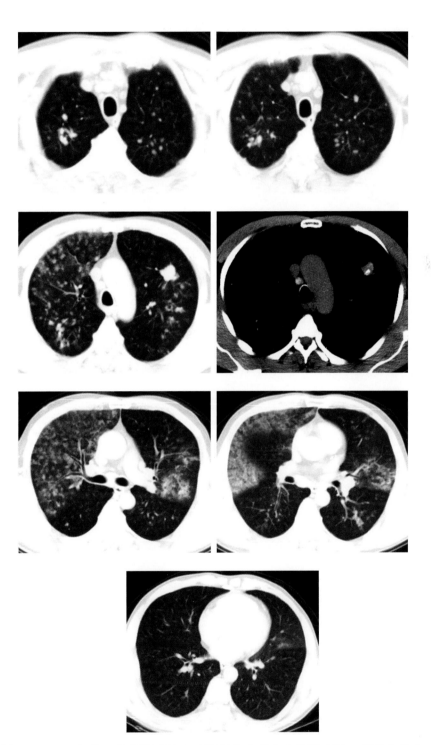

图 2-15-1　双肺，尤其是双肺上叶弥漫性小叶中心絮状病灶，部分有融合

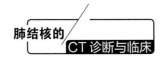

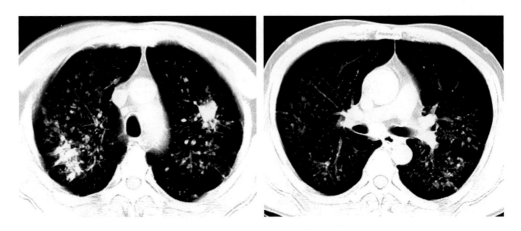

图 2-15-2 双肺小叶中心絮状病灶吸收，残留较多纤维硬结灶

案例述评

肺小叶腺泡渗出或增殖或浸润，可以形成腺泡结节。患者结核性腺泡渗出形成腺泡结节，影像学典型。结核性腺泡结节临床上不多见。

第十六章
蜂窝样改变

　　肺内囊腔周围被增厚的纤维组织或者肉芽肿组织包绕，成簇成片存在，状似"蜂窝"，因此又被称为蜂窝肺。蜂窝存在说明已有明显的肺间质纤维化。切面有小囊腔弥漫分布，呈蜂窝状。镜下蜂窝表现为直径为 3 ～ 10mm 的含气囊腔，囊腔内壁被细支气管上皮或者化生的立方样上皮覆盖，周围为纤维组织或者肉芽肿组织形成的囊壁。

　　蜂窝肺是肺间质纤维化的特异性表现，常见于间质性肺炎。肺结核也可由于间质病变表现为蜂窝样影像。

【案例】

病情简要

　　患者男，54 岁。咳嗽 5 天，发热 1 天。干咳少痰，发热达 38.6℃，痰涂片（++++）。

影像特点

　　2018 年 5 月 5 日示右肺上叶纤维条索影，右肺下叶背段大片网格状影，呈蜂窝样改变；左肺古叶小斑片影；双肺肺气肿（图 2-16-1）。予抗结核治疗 2 月余（2018 年 7 月 16 日），双肺病灶明显吸收（图 2-16-2）。

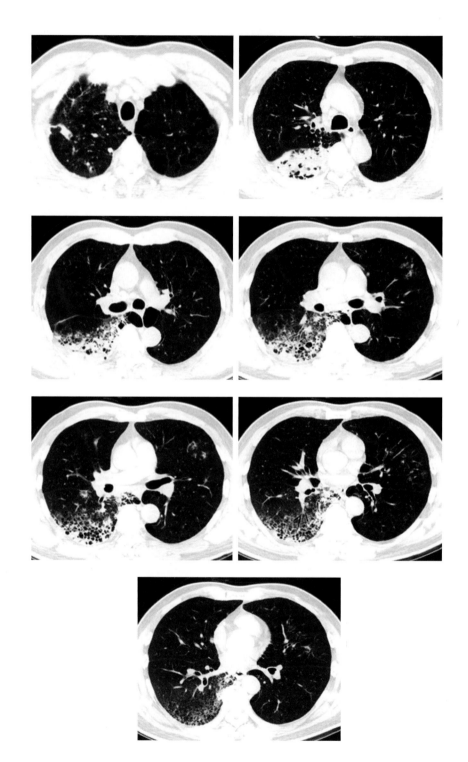

图 2-16-1　右肺下叶背段大片网格状影，呈蜂窝样改变

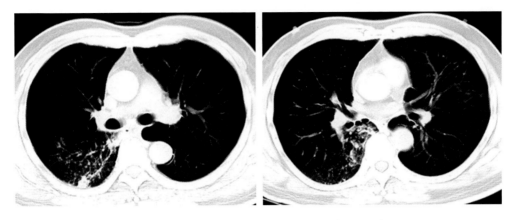

图 2-16-2　蜂窝样病灶吸收，遗留纤维病变

案例述评

　　肺间质纤维化是蜂窝肺的病理基础。患者下叶背段大部分呈蜂窝样改变，通过规范治疗恢复良好，可能是结核引起以间质增生或增厚为主但尚未形成不可逆纤维化的缘故。

　　该影像需与碎石路征鉴别。碎石路征是在磨玻璃影背景上重叠有增厚的小叶间隔或者小叶内线，呈网状光滑细线影，类似不规则的碎石路。碎石路征区域常与较正常肺区域分界清楚，呈地图样轮廓，常见于肺泡蛋白沉着症，也见于同时累及间质和气腔的弥漫性肺病，如非特异性间质性肺炎、类脂质肺炎、卡氏肺囊虫肺炎等。患者的网格影没有磨玻璃影背景，且网格壁厚薄不均，与碎石路征明显不同。

　　该病例影像与干酪性肺炎影像迥异。

第十七章

毁损肺

结核毁损肺是结核分枝杆菌反复感染导致一侧或者一叶肺组织广泛而不可修复的损害状态，如肺广泛纤维化、肺不张、多发空洞、支气管扩张等病变使肺组织功能完全丧失。

毁损肺常持续排菌，结核痰涂片或培养阳性率高，多有不同程度耐药性。由于常合并支气管扩张，合并铜绿假单胞菌感染多见。

【案例1】

病情简要

患者男，60岁。间断咳嗽、气短半个月。血沉53mm/h，痰涂片未检出抗酸杆菌。考虑肺结核可能性大，予抗结核治疗。

影像特点

2014年6月12日示右肺上叶毁损，双肺见片絮状、条索状影和空洞，左肺代偿性肺气肿，纵隔明显向右移位（图2-17-1）。予抗结核治疗半年（2014年12月15日），双肺片絮状影吸收、空洞闭合，病情好转（图2-17-2）。

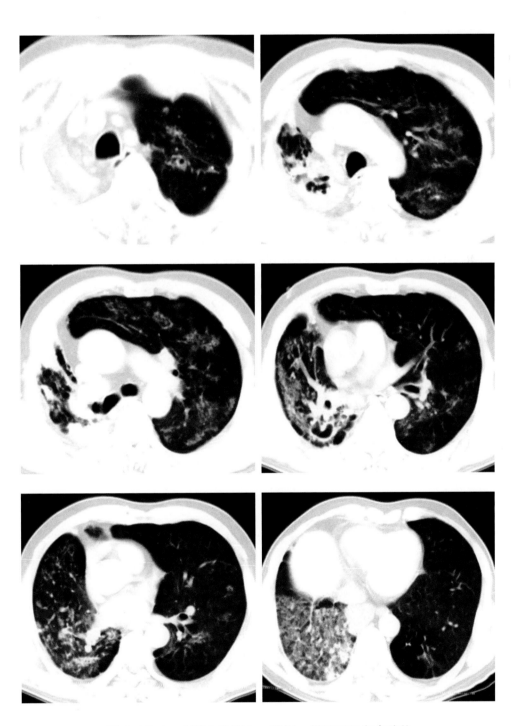

图 2-17-1　右肺上叶缩小、毁损，纵隔明显向右移位

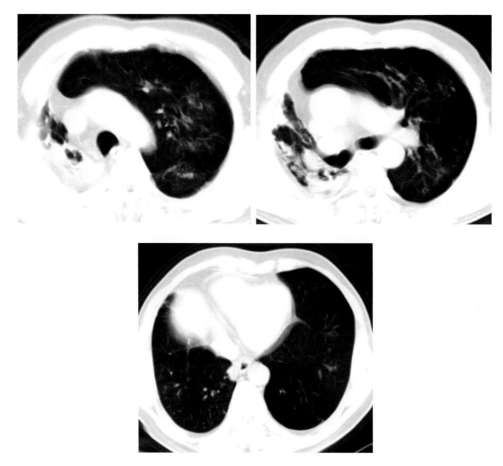

图 2-17-2　双肺渗出病灶吸收，右肺上叶毁损无改善

案例述评

患者肺结核右肺上叶毁损影像典型。

病灶汇集渗出、增殖、空洞、肺不张等特点，可以确定肺结核诊断。患者初诊肺内组织即达到肺毁损程度，临床上常有所见。由于是初次用药，治疗效果良好，提示某些肺毁损患者积极进行抗结核治疗仍然有益。

【案例 2】

病情简要

患者女，57 岁。反复咳嗽、咳痰 7 年，加重半月。7 年前诊断为肺结核，但抗结核治疗不规则。痰涂片抗酸杆菌（＋）。

影像特点

左肺萎陷毁损，无充气肺组织，胸廓塌陷，纵隔左移；右肺散在纤维化、钙化等，胸膜增厚（图 2-17-3）。

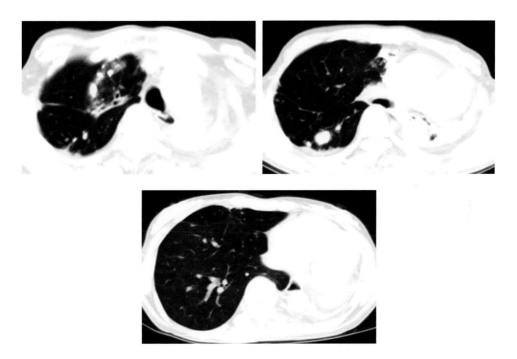

图 2-17-3　左肺完全萎陷毁损，无充气肺组织

案例述评

一侧肺完全毁损，临床常见，患者结核影像学典型。

患者既往患结核多年，通过治疗仍然痰菌阳性，且已经出现左肺萎陷毁损，可能出现了耐药。治疗方案不合理，尤其治疗不规则是耐药性产生的最常见原因。

第十八章

治疗中病灶扩大或者出现新病灶

 临床上极少数肺结核病例在行抗结核治疗过程中出现病灶进展（如肺内病灶扩大或者出现新病灶），也可表现为胸腔积液的出现或者加重等。此外，颈部淋巴结核或者胸壁寒性脓肿在抗结核治疗中病灶增多、增大、破溃、此起彼伏的现象更是常见。

 有人认为，在含有异烟肼、利福平强化治疗阶段可出现病变的"暂时性恶化"，是初治患者在强化治疗中快速杀灭了大量繁殖状态结核菌，死菌释放磷脂、蛋白质及其毒素引起的变态反应，致使肺部阴影扩大或者出现渗出性胸膜炎等，类似驱梅治疗时的"赫氏反应"，故又称"类赫氏反应"。"暂时性恶化"是一种良性反应，应与误诊、非结核分枝杆菌病、合并其他感染、合并肿瘤等鉴别。另外，还应排除由不规则用药、饮酒、合并糖尿病、HIV感染等因素导致的耐药或者治疗失败。

 治疗中病灶扩大或者出现新病灶，临床医生常常面临极大压力，此时需要冷静分析，查找原因，如果确认属于"暂时性恶化"，则需要充分与患方沟通并取得理解后继续原方案治疗，不应轻易改变或者终止原有治疗方案，须在治疗中严密观察和监测相关指标。

【案例1】

病情简要

患者女，49岁。咳嗽、气促、胸闷2月余，加重1周。胸部CT发现肺部病灶、胸腔及心包积液；血常规正常，CEA、CA199、NSE、Cyfra21-1正常，CRP 41.7mg/L，ESR 98mm/h；胸水黄色浑浊，有凝块，有核细胞计数 1.9×10^9/L、L 90%、N 10%，李凡他试验阳性，ADA 27.7U/L，胸水结核抗体弱阳性；痰涂片未检出抗酸杆菌。予诊断性抗结核治疗2个月，症状显著改善，心包及胸腔积液逐渐吸收。

抗结核治疗半年后复查胸部CT时，发现左肺新出现块影，穿刺活检示血凝块。行"胸腔镜下肺部分切除+快速冰冻切片"，术中见左肺与胸壁弥漫粘连，左肺上舌段见一约2cm×1.5cm大小结节，质地较硬，剖开后见黄褐色干酪样组织，快速冰冻切片提示肺结核瘤，病检最终示肺干酪样坏死性肉芽肿性炎、肉芽肿周边部分肺泡上皮非典型增生。

影像特点

2015年1月26日示左肺上叶小斑片影，左侧胸腔少量包裹性积液，胸膜增厚，斜裂积液，心包积液，肺稍膨胀不全（图2-18-1）。予抗结核治疗半年（2015年7月29日），原肺内病灶吸收，胸腔、斜裂、心包积液吸收，左肺上舌叶近胸壁处出现圆形软组织结节影，大小约2.39cm×2.06cm，基底部稍宽，表面光滑，边界清楚；增强扫描呈稍不均匀强化（图2-18-2）。

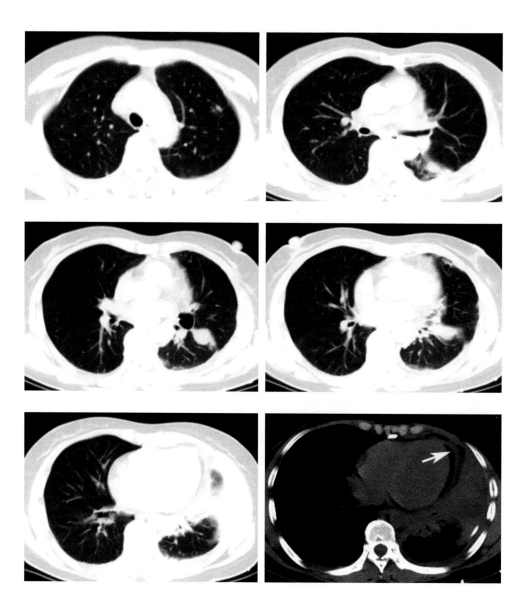

图 2-18-1　左肺上叶小斑片影，左侧胸腔和斜裂积液，心包积液（箭头）

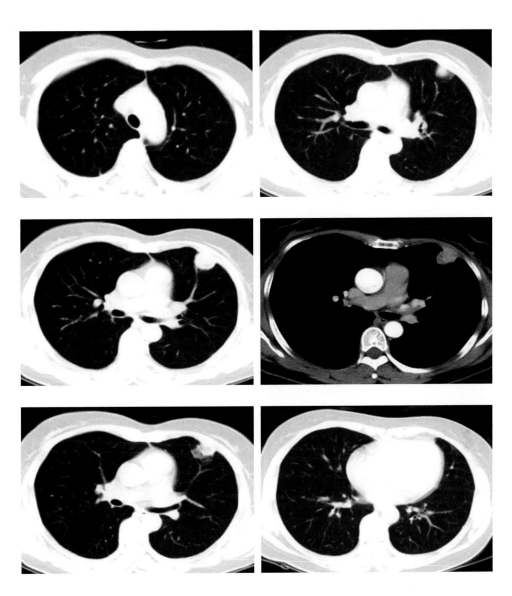

图 2-18-2　左肺上舌段近胸壁处圆形结节影，增强扫描呈稍不均匀强化

案例述评

结合患者病初临床表现、胸腔积液性质、影像学表现及抗结核治疗有效等系列特点，说明"肺结核、结核性胸膜炎、结核性心包炎"诊断成立，但治疗半年后当原有病变显著好转时，左肺舌叶出现圆形结节影令人感到困惑

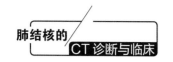

和不安。由于最初抗结核治疗开始后，半年内再没有复查胸部 CT，只是超声监测了积液变化，左肺舌叶结节影出现的时间不得而知，或形成于最初 CT 检查后，或形成于抗结核治疗还没来得及显效时，等等。

由于病灶呈近胸壁处结节影，需要与局限性胸腔积液、局限性胸膜增厚、叶间积液、间皮瘤等鉴别。手术治疗可能是最好的选择，既可切除病灶，又可查明病因。

【案例 2】

病例简要

患者男，67 岁。咳嗽 1 个月，咯血 20 天。CT 发现肺部异常；支气管镜见右肺中叶支气管内陈旧性出血，少许轻度核异质细胞，刷片未检出抗酸杆菌；抗感染治疗 10 天无效，考虑肺结核可能性大，予抗结核治疗，咯血很快停止，2 个月后，常规复查 CT 右肺中叶团块影较上次缩小，但右肺下叶出现新增病灶；继续行抗结核治疗，3 周后再次咯血，CT 发现再发新增病灶，经皮肺穿活检镜下见：黏膜充血水肿、肺泡间纤维组织显著增生、较多淋巴细胞及少量中性粒细胞浸润、灶性区域变性坏死；继续原方案行抗结核治疗，总共完成 9 个月疗程，于 2017 年 2 月 10 日停药，当时未复查 CT，1 年后 CT 检查示病情恢复良好。

影像特点

2016 年 5 月 6 日示右肺中叶团块影，中央见液化灶，部分边缘模糊，可见支气管充气征；左肺上叶少许斑点、钙化影（图 2-18-3）。

予抗结核治疗 2 个月后（2016 年 7 月 6 日），例行复查 CT 示右肺下叶背段出现不规则小片状影，右肺中叶病灶稍缩小、周边渗出吸收（图 2-18-4），继续观察下行抗结核治疗。3 周后（2016 年 7 月 28 日）CT 发现右下叶背段病灶几无变化（图 2-18-5），右侧基底段新增多发小片状病灶。

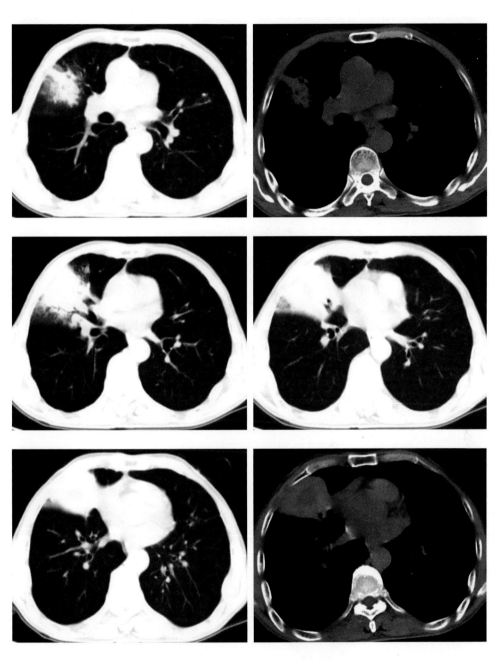

图 2-18 3　右肺中叶团块影，中央液化，部分边缘模糊

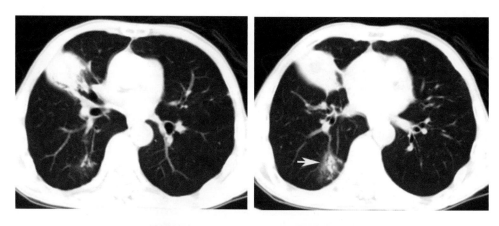

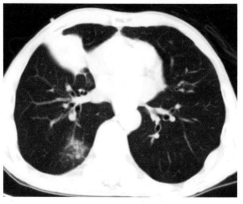

图 2-18-4　右肺下叶背段新增不规则小片状病灶（箭头）

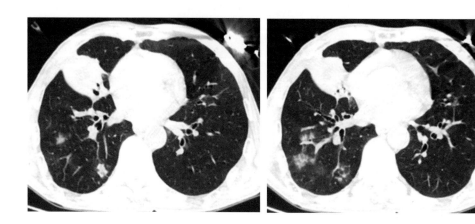

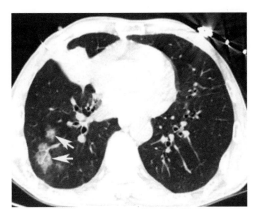

图 2-18-5　右肺基底段新增多发小片状病灶（箭头）

2018 年 2 月 24 日 CT 示右肺下叶背段和基底段病灶完全吸收，右肺中叶遗留少许纤维灶（图 2-18-6）。

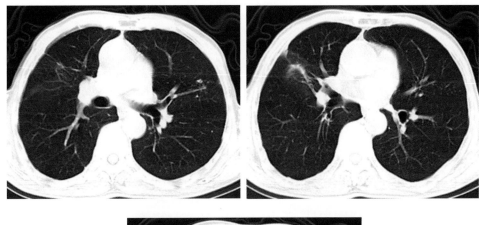

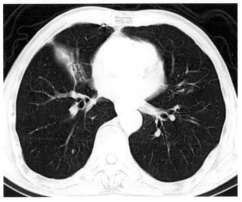

图 2-18-6　新增病灶均吸收，右肺中叶遗留少许纤维灶

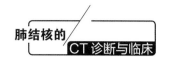

案例述评

患者痰菌阴性、抗结核治疗过程中陆续出现新病灶，确实令人不安，这要承受误诊、误治风险，还需要给患者一个可以接受的解释，压力可想而知！此时，病理检查结果可能是最好的鉴别证据。

整个病程患者坚持规范治疗，虽然不同部位屡次出现新病灶，但可排除不规则用药因素导致的治疗失败。患者良好的依从性促使了最终痊愈，值得借鉴！初次出现新增病灶是患者抗结核治疗 2 个月时常规复查 CT 发现，新增病灶需要考虑抗结核中的"暂时性恶化"，但具体原因不得而知；第二次出现新增病灶是咯血后 CT 检查时发现，考虑为咯血导致了结核扩散（也有可能是肺内积血或并发感染），具体原因值得进一步探讨。

由于当初患者痰菌阴性，即尚在诊断性抗结核治疗情形下新出现了病灶，故患者影像需与机化性肺炎、过敏性肺炎、真菌感染、肿瘤等鉴别。机化性肺炎是肺部的非特异性炎症，按病因可分为特发性隐源性机化性肺炎和感染、药物、放疗、结缔组织疾病等引起的继发性机化性肺炎两类。

机化性肺炎主要为肺泡管及肺泡腔内的炎性、机化性渗出和肉芽增生，伴间质内轻度淋巴细胞、中性粒细胞和嗜酸性粒细胞浸润及 Ⅱ 型上皮增生，可伴或者不伴细支气管腔内机化渗出和肉芽增生。

该病发病率低、临床少见，临床表现缺乏特征性，影像学改变多种多样，易误诊为肺部感染，其特点如下：①多为亚急性或者慢性起病，偶有急性起病者；病初常有类流感样表现，病情较轻。②病程较长，常超过 4 周。③以刺激性干咳最常见，可有活动后气促和呼吸困难，可表现为急性呼吸窘迫，罕见病情快速进展至呼吸衰竭者；咳痰、咯血、胸痛等症状少见，偶可出现气胸、纵隔气肿和少量胸腔积液；全身症状相对较轻，双侧中下肺可闻及爆裂音。④胸部影像学示多发或者单发实变影、磨玻璃影、小结节影、条索状影、网状影等；分布在中下肺野外带及胸膜下，或者沿支气管血管束分布；斑片影 50% 具有明显的游走性和复发性，可在肺内不同部位反复出现，此起彼伏，其大小和形状可有差异。⑤肺功能测定为限制性通气功能障碍和弥散功能降低。⑥抗感染治疗效果不明显，呼吸困难可出现或者加重。⑦早期糖皮质激素治疗预后良好，部分患者使用大环内酯类药物有效。

机化性肺炎需与结核、真菌和非典型病原体等感染鉴别。

过敏性肺炎可分为急性型、亚急性型及慢性型三种类型。

①急性型：短期内吸入高浓度抗原所致，常在吸入抗原后 4～8 小时发病，临床表现主要为干咳、胸闷，常伴有寒战、发热和全身不适等流感样症状，症状多在 12～24 小时达到高峰，在脱离抗原后 48 小时内消失。急性过敏性肺炎 CT 常表现为气腔弥漫性实变或者磨玻璃影，数日后实变区变为柔和的结节影，位置多变不固定，可能与支气管周围的炎症和肉芽组织形成有关，易累及下肺，而肺尖病变较轻。

②亚急性型：多由急性型转变而来，或者轻度多次发作，症状持续 48 小时以上，长至 4 个月，临床表现主要为持续咳嗽和活动性呼吸困难，可有低热等，病情常有反复。亚急性过敏性肺炎患者 CT 显示边缘模糊的小叶中心结节，与吸气相"马赛克征"同时合并呼气相气道陷闭征对诊断有重要参考价值。

③慢性型：因反复少量或者持续吸入抗原引起，亦可由急性型、亚急性型发展形成，呼吸道症状或者肺部疾病超过 4 个月，临床表现主要是进行性加重的活动性呼吸困难。慢性过敏性肺炎可见小叶间隔和叶内间质不规则增厚、蜂窝肺或者细支气管扩张和肺大泡，不同程度肺纤维化。

【案例 3】

病情简要

患者男，43 岁。体检发现肺部阴影 4 天；既往糖尿病病史 4 年，血糖 9.0mmol/L 左右，未正规治疗。痰涂片阴性，支气管镜刷片抗酸杆菌阳性。

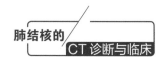

行抗结核治疗近 40 天时由于出现咯血，复查肺部 CT 发现病灶扩大、血糖达 19mmol/L（患者苦于用药复杂，自行停止糖尿病治疗）。遂加强血糖控制，保持血糖 8.0mmol/L 左右，继续行抗结核治疗 2 个半月，复查 CT 示病情好转。

影像特点

2018 年 2 月 8 日示右肺上叶后段相邻两个大小不等的团片状高密度影，边缘模糊，可见空洞。较大者病灶大小约 4.4cm×3.0cm（图 2-18-7）。

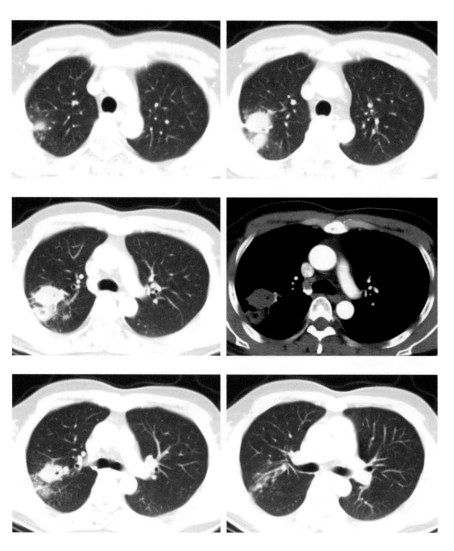

图 2-18-7　右肺上叶后段两个大小不等的团片状高密度影，边缘模糊，可见空洞

2018年3月19日示两个病灶融合，周围淡薄影明显增加、扩大（图2-18-8）。

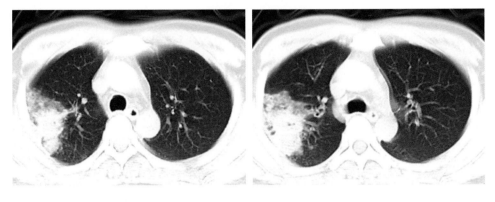

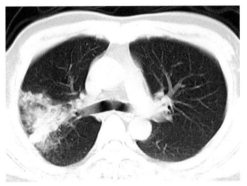

图2-18-8　右肺上叶两个病灶融合，周围淡薄影扩大

2018年6月8日示右上肺淡薄影完全吸收，病灶明显缩小（图2-18-9），遗留纤维病变。

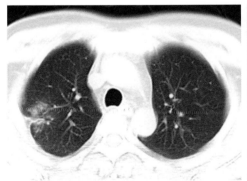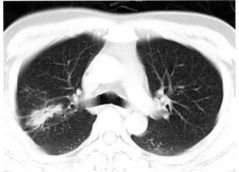

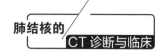

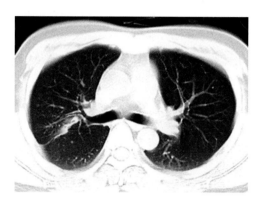

图 2-18-9　右肺上叶后段条片状纤维病变

案例述评

患者既往患糖尿病,是结核的易感因素,虽然体检"及时"发现了肺部结核,但由于患者忽视了(也可能是医生强调不够)糖尿病对结核疗效的影响而放弃了糖尿病的治疗,使结核没能有效控制,导致在抗结核治疗中,病灶反而进一步扩大,出现了病情恶化征象,幸亏及时加强糖尿病治疗最终使抗结核治疗获得良好效果。患者咯血后肺内积血或者继发感染也可能是使病灶显得扩大的原因。

一般认为,糖尿病血糖的控制水平需根据患者的具体情况而定,并非追求血糖的完全正常。

第十九章

肺结核合并肿瘤

　　肺结核作为消耗性疾病，机体免疫功能低下，尤其是细胞免疫功能异常可能促进肺的癌变。结核瘢痕及其邻近上皮组织不典型增生等均可成为肺癌先驱病变，但其癌变的病理基础与单纯肺癌或有不同；也有人认为，肺结核与肺的癌变无关。

　　当肺部原有结核病灶增大、出现肺结核无法解释现象时，应警惕病灶癌变或合并肺癌或肺外肿瘤转移到肺部。

【案例 1】

病情简要

　　患者男，50 岁。胸痛、咳嗽 2 月余。痰涂片抗酸杆菌（++），抗结核治疗中胸痛无缓解，并逐渐出现吞咽困难。胃镜发现食管下段一隆起病灶，表面黏膜颗粒状粗糙、色红、质脆，病理学检查诊断为食管鳞状细胞癌。

影像特点

　　双肺上叶、左肺下叶背段、右肺中叶散在纤维条索影，右上肺可见肺大泡（图 2-19-1），食道下段环形增厚。

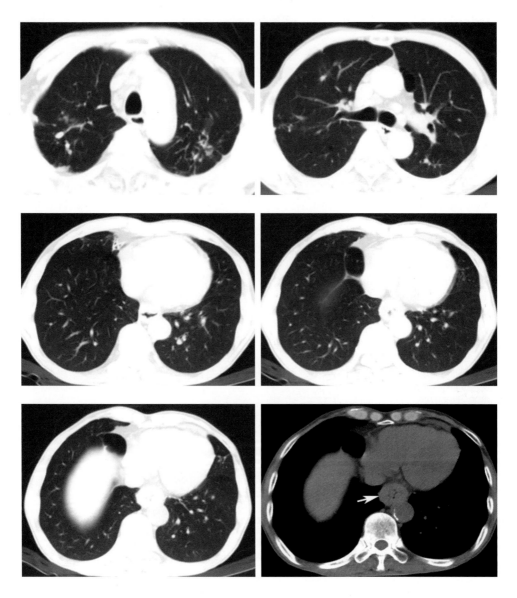

图 2-19-1　双肺上叶、左肺下叶背段、右肺中叶散在纤维条索影，
食道下段环形增厚（箭头）

案例述评

　　由于肺内结核病灶主要分布于双中上肺野，阅片者注意力可能集中在中上肺部，而食道病变位于下肺的食道下段，容易疏忽而漏诊。

患者肺结核合并肺外肿瘤，其消化道症状易混淆为抗结核药物的不良反应。另外，痰菌阳性使食道病变易被误诊为"食道结核"。

【案例2】

病情简要

患者男，63岁。间断咳嗽3月余，伴发热5天；吸烟30余年。体温37.8～38.5℃；ESR 40mm/h、Cyfra21-1、NSE、CEA等均阴性，超声提示左侧胸腔积液；积液检验：外观黄色清亮，李凡他试验（+），WBC 0.85×10^9/L、L 77%、N 23%，ADA 21.5U/L；痰找抗酸杆菌（+）；胸部CT示双肺上叶感染性病变、左侧胸腔包裹积液。

抗结核治疗后发热消退、咳嗽缓解，治疗2个月CT示双上肺病灶缩小、左侧胸水完全吸收；继续治疗4个月CT示左上肺病灶未缩小，再继续行抗结核治疗半年后停药，当时未复查胸部CT。

停药6个半月后因为咳嗽治疗无好转复查CT，发现左上肺结节较上次增大，查Cyfra21-1、NSE、CEA均正常。考虑左上肺肿瘤予手术切除，病检示肺中低分化鳞状细胞癌。

影像特点

2016年4月24日示左肺上叶尖后段见2.45cm×1.7cm大小不规则结节影、右肺上叶后段小结节影，均有边缘模糊；左上肺病灶内见点状钙化；左斜裂增厚，左下包裹性积液（图2-19-2）。

2016年6月24日示双上肺病灶稍缩小，左上肺结节2.05cm×1.39cm，左侧胸水完全吸收（图2-19-3）。

2016年10月21日示左上肺结节圆润，大小2.02cm×1.25cm，边缘稍模糊（图2-19-4）。

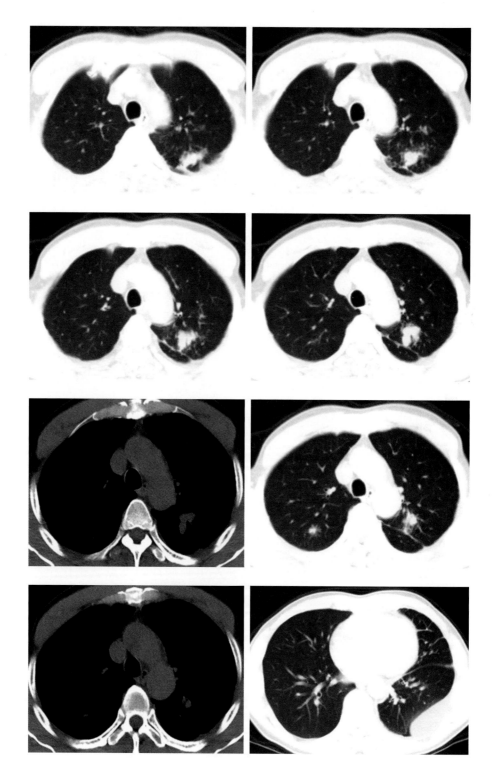

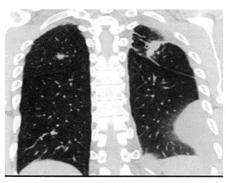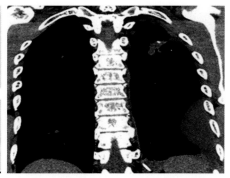

图 2-19-2 左肺上叶尖后段不规则结节影、右肺上叶后段小结节影，均有边缘模糊；
左上肺病灶内点状钙化；左下包裹性胸腔积液

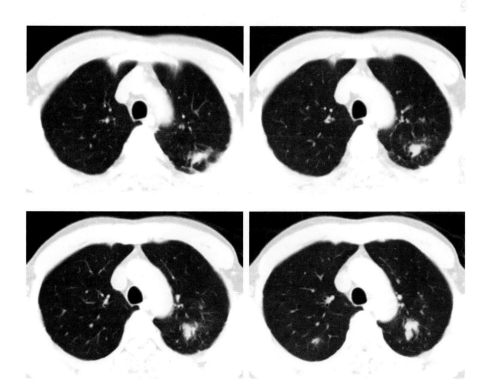

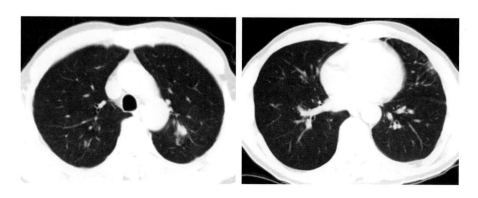

图 2-19-3　双上肺病灶稍缩小，左肺上叶尖后段结节几无变化，左侧胸水完全吸收

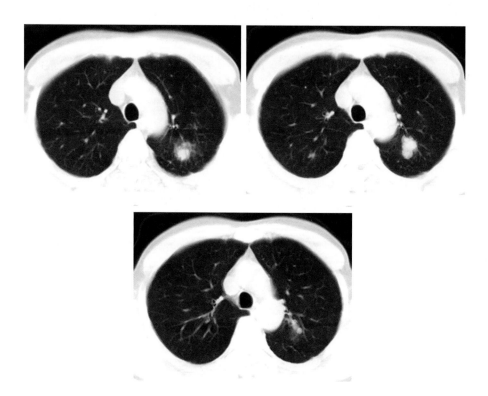

图 2-19-4　左肺上叶尖后段结节圆润，边缘稍模糊

2017 年 11 月 13 日示左上肺尖后段 3.37cm×2.65cm 块影，密度均匀、边缘模糊、均匀强化，纵隔淋巴结不肿大；右上肺少许条索影（图 2-19-5）。

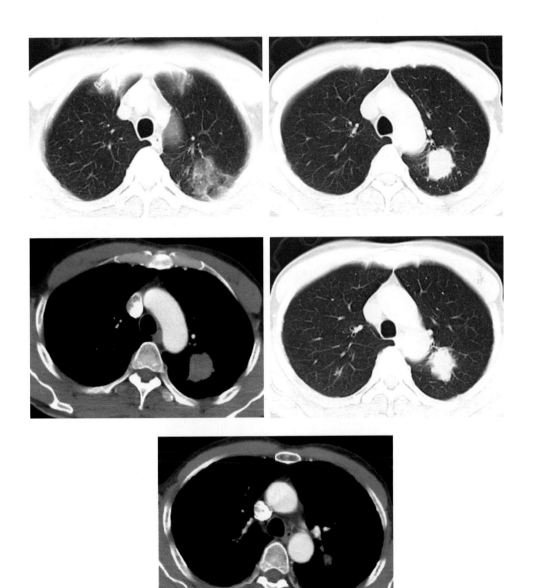

图 2-19-5　左上肺尖后段块影，密度均匀、边缘模糊、均匀强化

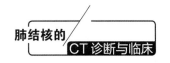

案例述评

患者肺结核合并肺癌确定无疑。

患者痰菌阳性，通过抗结核治疗出现症状改善、病灶缩小、胸水吸收等良性变化，说明肺结核确实存在，但在短短时间内原有肺结核病灶内"长出"了肿瘤，值得总结。

回顾当初 2016 年 4 月 24 日的 CT 片（图 2-19-2），发现最初左上肺不规则结节似呈分叶状，虽然可以用肺结核常见的不规则纤维增殖解释，但这也可能是恶性肿瘤的早期征兆。2016 年 6 月 24 日"结核纤维增殖"没有变化（图 2-19-3），属于意料中的稳定。到了 2016 年 10 月 21 日病灶形态发生变化（图 2-19-4），结节凹陷消失、结节显得圆润、边缘变得模糊等现象已完全暴露出结节的恶性狰狞，此时却想当然以为"抗结核治疗过程中结核瘤形成"，可以说阅片者缺乏警惕性与敏感性是漏诊的主要原因。临床医生对影像报告高度依赖，缺乏对影像图片的鉴别能力，使临床医生完全按照影像报告处置患者，不仅未能及时关注结节已经出现的微小变化，而且抗结核疗程结束后也没有立即复查 CT，以至于停药 6 个半月后患者因症就诊时才发现了长大的块影，最终诊断出肺癌。可见，临床医生未能督导患者在抗结核治疗结束时及时复查肺部 CT，是延误诊断的重要原因。

所以，抗结核治疗中、疗程结束时均应严格按照要求复查肺部影像及其他相关指标，这既是疗效评价的需要，也是不断修正诊断的需要，对可疑病灶更应提高警惕，切莫想当然。

患者属于结核瘢痕癌变，还是肿瘤与肺结核同时并存，或者左上结节本身就是早期肿瘤，不易定论。根据前半年抗结核治疗病灶缩小而后来抗结核治疗中病灶增大的特点，瘢痕癌变似乎可能性更大。

【案例3】

病情简要

患者男，56岁。咳嗽2月余，胸闷1周。痰找抗酸杆菌阳性，诊断涂阳肺结核，行抗结核治疗6个月后咳嗽、胸闷加重。血CEA 15.98ng/ml（正常5.0ng/ml），Cyfra21-1正常；出现血性渗出性胸水，胸水CEA 145ng/ml，ADA 4.6U/L；胸水脱落细胞离心发现腺癌细胞。

影像特点

2016年7月4日示双肺散在斑片影，边缘模糊、密度不均，左肺上叶空洞；左肺门见2cm×3cm块影，左肺上叶支气管壁增厚、僵硬；右侧胸膜增厚、包裹性积液（图2-19-6）。

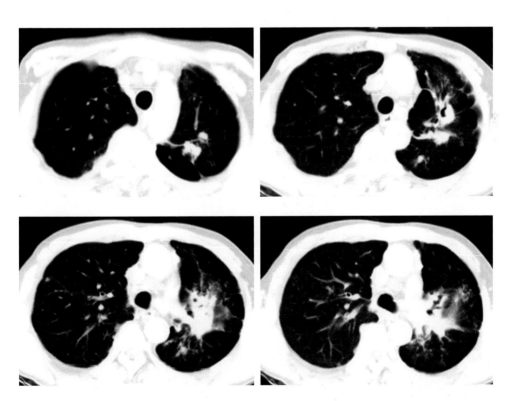

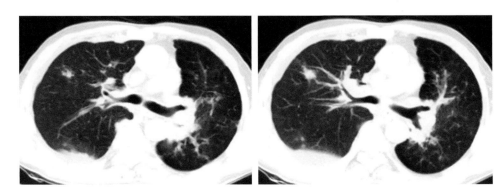

图 2-19-6　双肺散在斑片影，左肺上叶空洞；左肺门块影，左肺上叶支气管壁增厚、僵硬

　　回顾 6 个月前（2015 年 12 月 31 日）胸部 CT，发现左肺门和支气管病变已经存在；增强扫描，发现左肺门块影不均匀中度强化，纵隔和肺门淋巴结肿大。右侧胸腔积液（图 2-19-7）。

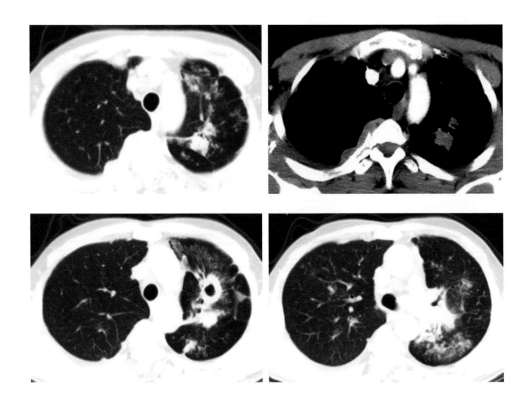

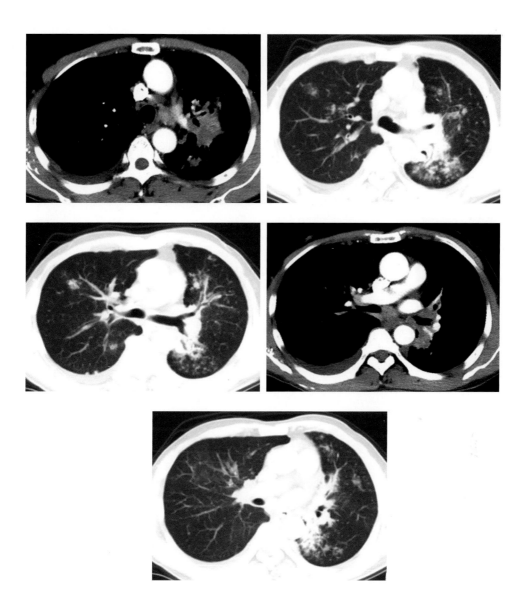

图 2-19-7　左肺门块影，不均匀中度强化，左肺上叶支气管狭窄

案例述评

　　肺结核合并肺癌的情形临床上偶有所见。患者肺癌属中央型，与肺内结核病灶的分布位置不同，可能属于肺部原发。

　　回顾分析患者肺部 CT，发现早在 6 个月之前（图 2-19-7）就已存在肺门块影、支气管壁增厚和僵硬、纵隔淋巴结肿大等可疑恶性征象，未能引起影像科医生重视，当时的痰菌阳性可能使临床医生盲目满足于现有的结核诊断或者以为支气管结核使然。总之，对该可疑影像缺乏警惕或者缺乏鉴别能力最终发生了漏诊。

肺结核可引起纵隔单个或者几个淋巴结肿大，且临床并不少见。如果纵隔淋巴结多个明显肿大且伴有肺内病灶，则需与肿瘤转移、结节病、淋巴瘤等鉴别。

【案例 4】

病情简要

患者男，74 岁。因腹痛发现左肾占位性病变，术前 CT 发现肺内异常影。手术切除左肾，病检示肾癌。查痰检出抗酸杆菌（++），纤支镜检查"左肺上叶尖后段新生物阻塞"，癌胚抗原 41.04ng/ml（正常 5.0ng/ml），肺肿块穿刺示肿瘤来自肾脏。

影像特点

左肺上叶见大小不等的团块状、条片状结节影，其中团块约 4.5cm×5.3cm，有切迹，边缘模糊，其内见钙化；左肺上叶部分支气管狭窄，右肺上叶见空腔病变；纵隔淋巴结不肿大；增强扫描团块明显不均匀强化（图 2-19-8）。

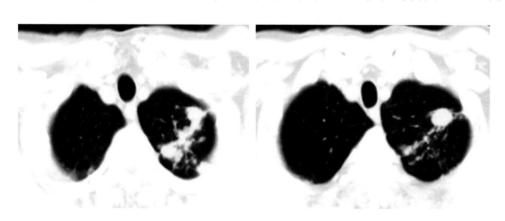

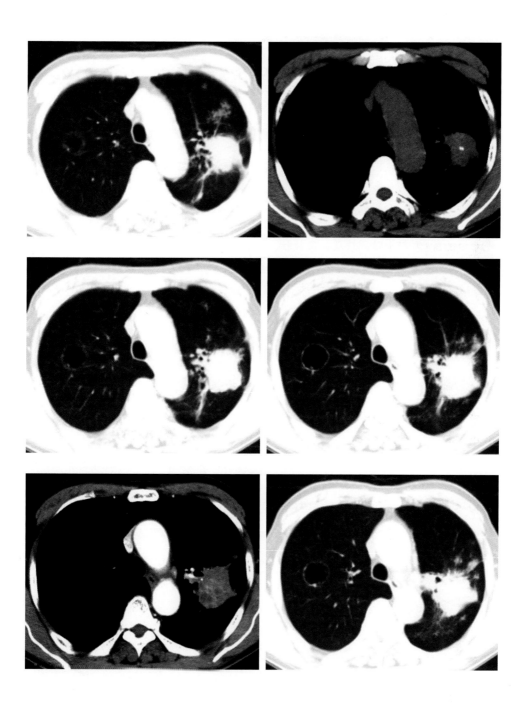

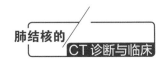

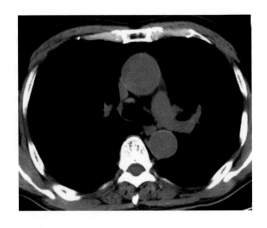

图 2-19-8　左肺上叶团块状、条片状、结节状影，其中团块有切迹，边缘模糊，
其内见钙化，增强扫描团块明显不均匀强化

案例述评

患者左肺上叶条片状、小结节病灶形态符合结核特点；团块病灶大，且边缘有切迹、增强扫描明显强化显然不符合结核瘤特点。由于患者正罹患肾肿瘤，肾转移性肺肿瘤可能性较大，最终病检确定了肿瘤来自肾脏，这也排除了肺结核恶变或者肺部肿瘤原发可能。

患者团块影病灶内钙化，结合肺内条片状、小结节病灶，痰菌阳性等特点，易把团块影病灶误诊为结核瘤。肺结核常见钙化，但钙化也可见于肺肿瘤（主要是鳞癌、腺癌）或者肺部炎症、错构瘤等；肺内病灶或者肺野是否存在钙化不是诊断结核的必要依据，也不是排除肺肿瘤或者其他疾病的必要依据。

第二十章

肺结核合并曲霉菌感染

肺结核由于种种原因，可继发真菌感染，主要是念珠菌、曲霉菌、隐球菌、毛霉菌等条件致病菌，其中以曲霉菌最多见，而曲霉菌感染又以曲菌球寄生最常见，见于空洞型肺结核与合并有支气管扩张患者，CT 影像表现为空洞内球状、絮状、条状内容物，呈"空气半月征"。由于肺部可单纯发生真菌感染，且影像学检查也可表现为"空气半月征"，故两者需鉴别。在肺结核空洞基础上发生的曲霉菌感染，肺内一般还有其他结核病灶；而单纯肺曲霉菌病除了相应临床表现外，肺内病灶特点表现为"晕征"、空洞内菌丝、"空气半月征"及其他表现，病灶具有易变、多变特点，结节周围"晕征"对真菌感染早期诊断有帮助。

结核合并真菌感染容易并发出血，甚至致命性大出血，应引起重视。

【案例】

病情简要

患者男，83 岁。咳嗽、咳痰 3 年余，乏力、纳差 1 个月。曾多次检查痰菌阳性，间断行抗结核治疗 3 年。

影像特点

双上肺少许纤维灶，左肺上叶尖后段空洞内见小结节影，密度较均匀一致（图 2-20-1）。

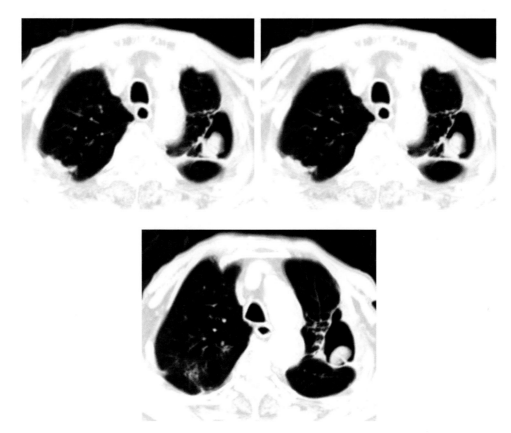

图 2-20-1　左肺上叶尖后段空洞内小结节影

案例述评

患者双上肺陈旧性结核，左上肺空洞曲菌球典型。

肺结核空洞内球形、不规则结节或者肿块，需考虑干酪性坏死物、咯血时的血凝块及合并曲菌感染时形成的曲菌球，曲菌球可随体位改变而移动。

第二十一章
尘肺合并肺结核

尘肺是由于长期吸入生产性粉尘（灰尘），并在肺内潴留引起以肺组织弥漫性纤维化为主的全身性疾病，其中以矽肺和煤工尘肺危害最大。

矽肺是长期吸入含有游离二氧化硅粉尘引起的以肺组织纤维化为主要病理改变的疾病；由于矽肺易感染结核菌，肺结核成为矽肺的重要合并症，且难以治愈，需引起警惕。煤工尘肺是煤矿工人长期吸入煤尘引起的尘肺，其致病性与煤尘含有的游离二氧化硅等物质有关；其病理特点和影像学表现与矽肺不尽相同，两者职业接触史也不相同。

尘肺在不同病期均可合并结核感染，尘肺患者发生于上叶尖后段和下叶背段的渗出、结节、钙化、空洞、肺段或者肺叶支气管狭窄及管壁增厚等多形性病变，则高度提示合并有肺结核。痰检抗酸杆菌阳性是确定合并有肺结核病的金标准。

早期尘肺需与粟粒性肺结核、转移性肺癌、细支气管肺泡癌、含铁血黄素沉着症等鉴别。

【案例1】

病情简要

患者男，39岁。咳嗽、胸闷半年，有5年矿山粉尘作业史。痰涂片抗酸杆菌（＋）。

影像特点

双肺弥漫粟粒样结节影，边缘清晰，分布均匀；双上肺斑片条索影，右上肺可见小空洞（图 2-21-1）。

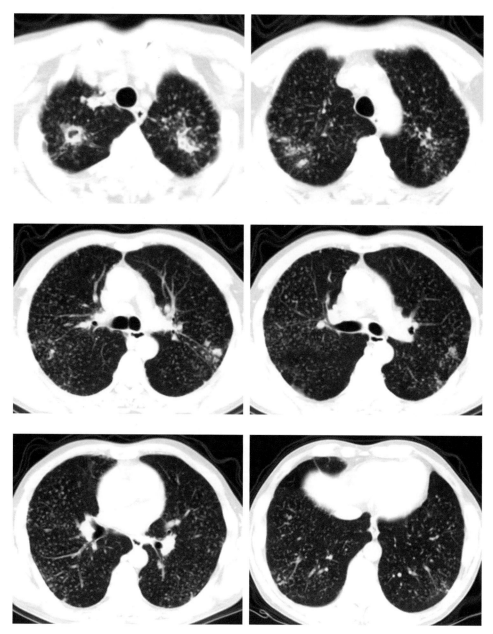

图 2-21-1　双肺弥漫粟粒样结节影，边缘清晰，分布均匀，双上肺斑片条索影，右上
肺小空洞

案例述评

患者矽尘肺影像典型，患者肺内粟粒样病灶需与血行播散性肺结核鉴别：

多年矿山粉尘接触史、肺内边缘清晰且呈高密度弥漫性沙粒样病灶是矽肺诊断的依据；斑片影、空洞等是肺结核的影像表现。

　　详细询问既往矿尘接触史对于矽肺（煤工尘肺）诊断非常重要，矿山下井、开凿隧道、石料加工、空压机作业、煤场作业等都是矿尘密切接触的常见、具体工作，由于可能时间久远或者患者认知原因，有时需要提示性询问方可确定有无矿尘接触史。

【案例2】

病情简要

　　患者男，65岁。咳嗽、气喘1年余，加重1个月；井下采煤达22年。痰涂片抗酸杆菌（++）。

影像特点

　　2015年5月11日示右肺上叶后段团块状病灶，团块内不规则空洞，可见灶状钙化；左肺上叶实变，干酪坏死形成内壁不规则空洞；双肺散在纤维、点状病灶，尤以双下肺明显；左下肺支气管扩张（图2-21-2）。予抗结核治疗半年（2015年11月17日），右上肺空洞闭合、左肺上叶干酪病变好转（图2-21-3）。

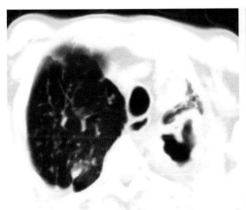
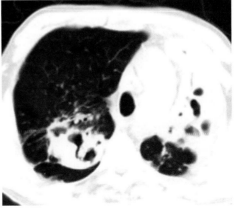

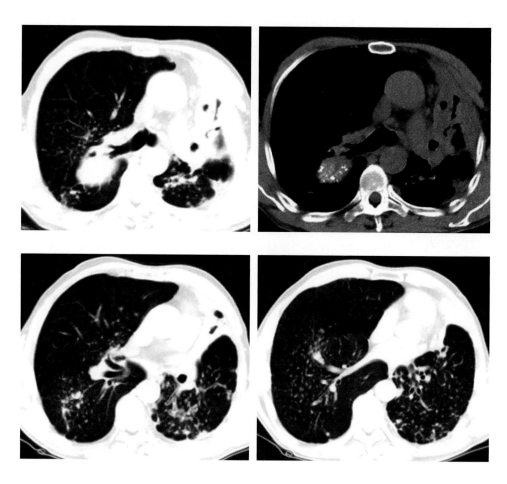

图 2-21-2　右肺上叶后段团块内不规则空洞，可见灶状钙化；
左肺上叶干酪坏死；双肺散在条索、粟粒状病灶

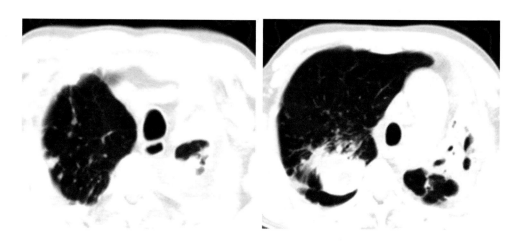

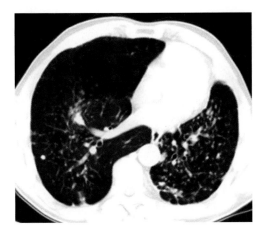

图 2-21-3　右上肺空洞闭合，左肺上叶干酪病变缩小，双肺粟粒影无改变

案例述评

患者长期煤矿井下作业，属于煤工尘肺。

一般认为，煤尘含硅量少，肺内结节较小；石岩含硅量较多，肺内结节较大。肺内散在边缘清晰、高密度的沙粒样微结节可能是尘肺（特别是矽肺和煤工尘肺）的早期共同特点。

根据影像学特点有时难以确定尘肺是否合并有结核感染，患者属单纯性尘肺还是合并有结核，抗酸杆菌检测非常重要，可予痰涂片、痰培养、纤维支气管镜下支气管盥洗液检测等。结核空洞通过抗结核治疗可闭合，渗出病灶可吸收，但尘肺的影像学检查，包括其空洞，不会发生任何改变。

【案例 3】

病情简要

患者男，60 岁。咳嗽、胸闷、活动后气喘 20 余天，有矿井下作业史 15 年。ESR 84mm/h，PPD（++），结核抗体阳性，结核蛋白芯片 LAM 阳性、16KD 阴性、38KD 阳性；抗生素治疗无效，诊断性抗结核治疗有效。

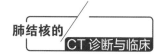

影像特点

2016 年 3 月 5 日示双肺散在粟粒、条索影，部分边缘模糊，双中上肺结节融合成对称块影，呈"八"字形；右肺和纵隔可见钙化，双侧胸膜增厚（图 2-21-4）。予抗结核治疗半年（2016 年 9 月 19 日），边缘模糊病灶好转（图 2-21-5）。

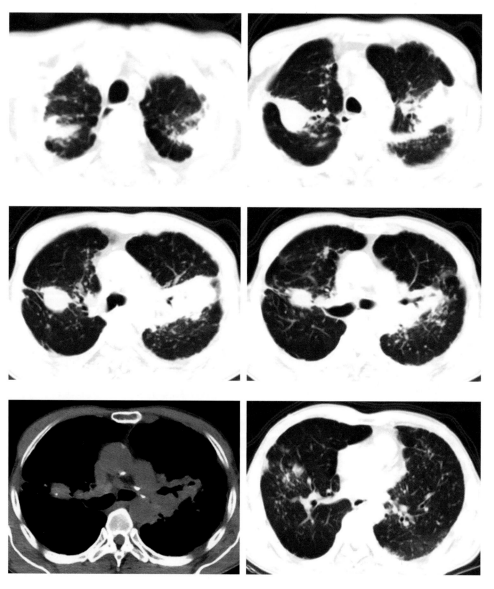

图 2-21-4　双肺散在粟粒、条索影，部分边缘模糊；双中上肺结节融合，呈"八"字形

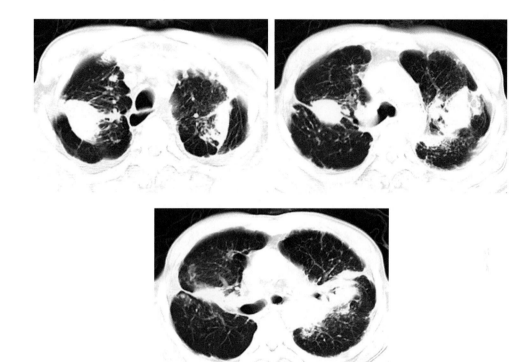

图 2-21-5　边缘模糊病灶好转

案例述评

　　矽肺病程不同，病灶可能呈粟粒样结节，可能呈大结节或者团块等。该患者双肺病灶对称分布，呈"八"字形，这是矽肺典型影像表现。由于肺损害广泛而严重，患者临床症状容易归咎为矽肺所致，此类患者需警惕合并有结核感染。

第二十二章

慢性支气管炎合并肺结核

肺结核和慢性支气管炎临床上均十分常见，症状相似，容易混淆，需要防止相互误诊。由于肺结核涉及公共卫生安全，需要警惕某些患者的"慢性支气管炎"可能就是肺结核。

临床上慢性支气管炎合并肺结核非常常见（内源性复发或外源性感染），大部分由于肺结核影像特点突出较易诊断，而某些慢性支气管炎（或者由于合并感染）根据肺部影像却难以诊断出合并的结核，常造成结核漏诊，痰涂片和痰培养检测抗酸杆菌具有重要意义，应作为慢性支气管炎患者常规检查内容之一。

【案例】

病情简要

患者男，60 岁。反复咳嗽、气喘 15 年，再发加重 10 天收住呼吸科。连续 3 天晨痰涂片均检出抗酸杆菌（＋）。

影像特点

2014 年 2 月 23 日示桶状胸，双肺透亮度增高，肺纹理稀疏；双肺多个大小不等肺大泡，其中最大者位于右肺上叶前段，约 7.98cm×5.07cm，壁菲薄；右肺上叶及左肺下叶斑片状、条索状影，部分边缘模糊（图 2-22-1）。予抗结核治疗 6 个月（2014 年 9 月 15 日），双肺斑片病灶明显吸收（图 2-22-2）。

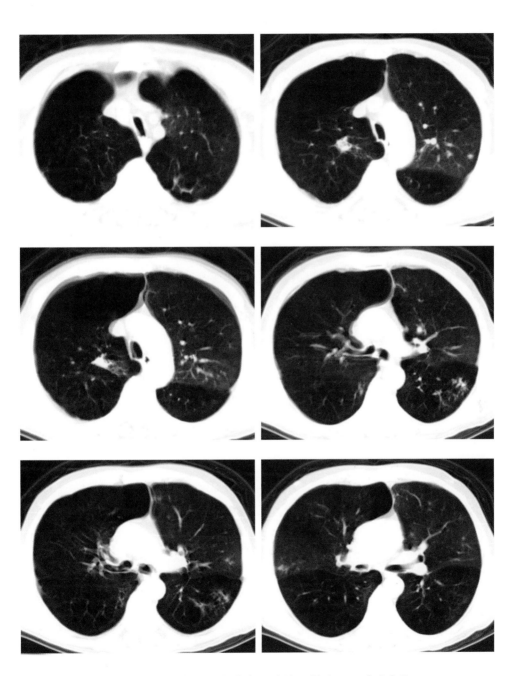

图 2-22-1 双肺透亮度增高，肺纹理稀疏；双肺肺大泡；

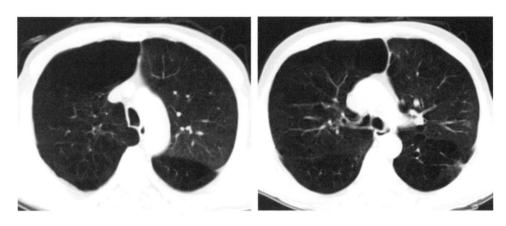

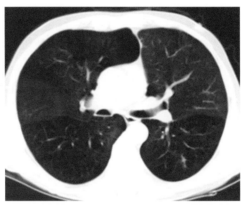

右肺上叶及左肺下叶斑片状、条索状影,部分边缘模糊

图 2-22-2　双肺斑片病灶明显吸收

案例述评

　　患者具有典型的慢性支气管炎肺气肿 CT 影像,肺内条索、斑片、结节病灶也可以用慢性支气管炎合并感染解释,但痰涂片发现抗酸杆菌、抗结核治疗病灶基本吸收,说明慢性支气管炎确实合并有结核感染。

　　慢性支气管炎多见于中老年患者,肺结核在中老年患者中也不少见,需警惕慢性支气管炎合并结核感染被误诊为慢性支气管炎的反复发作或者加重。

第二十三章
尿毒症合并肺结核

尿毒症患者由于常合并贫血、营养不良等,增加了结核菌感染或发病风险。由于活动性肺结核临床症状缺乏特异性,当尿毒症合并肺结核时,容易误诊或者漏诊。

肺结核患者在行抗结核治疗之前需要检测肾功能,既是了解患者肾功能状况的需要,也是在抗结核治疗中肾功能监测的需要。尿毒症患者抗结核药物的选用需谨慎。

【案例】

病情简要

患者男,35岁。水肿、尿少7年,无尿半年,咳嗽1周。诊断尿毒症,血液透析治疗中。胸部CT发现肺部异常,痰涂片抗酸杆菌(++++)。

影像特点

左侧大量胸腔积液,左肺上叶实变,含气支气管呈"枯树枝征",下叶膨胀不全,双肺散在斑点、条索样影(图2-23-1)。

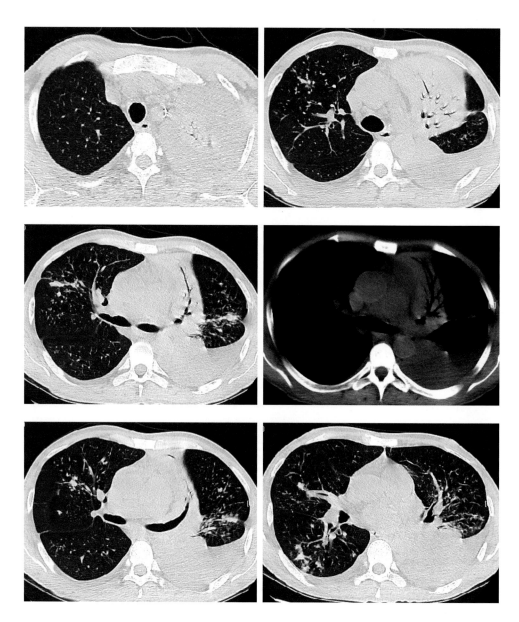

图 2-23-1　左侧大量胸腔积液，左肺上叶实变，双肺散在斑点、条索样影

案例述评

尿毒症患者可发生尿毒性肺炎，为肺水肿和非感染性肺炎，是以肺水肿为主要病理改变的临床综合征。其最主要的症状是呼吸困难，可有咳嗽、咯

血等。典型的影像学表现为以肺门为中心向双肺放射状的对称性蝶翼状阴影，即肺水肿表现；肺内可形成条索状及网状结节阴影。

　　尿毒症合并肺结核时，由于尿毒性肺炎可出现咳嗽、咳痰等症状，若不及时行必要检查，想当然按尿毒性肺炎处理，则必然贻误病情。

　　当然，尿毒症的肺部感染也要警惕非特异性细菌和其他病原体感染。

第二十四章
误诊为肺结核的病例

痰菌阳性或者肺组织病检呈结核肉芽肿改变是诊断肺结核的金标准，然而，临床上仅少部分患者能够获得此类证据，绝大多数患者仍然需要借助影像学改变、结合临床过程等综合诊断。由于 CT 影像的同影异病特点，其他疾病误诊为肺结核的案例在临床上屡见不鲜。

经验表明，详细询问患者职业特点和发病诱因、把握疾病演变过程、仔细体检患者、进行必要的辅助检查等，认真综合分析可能减少误诊。

【案例 1】

病情简要

患者男，70 岁。间断咳嗽 10 余年，再发加重半个月。2 年前诊断肺结核，抗结核治疗半年。涂片抗酸杆菌即时痰、晨间痰、夜间痰均为（＋）。痰培养鉴定为对异烟肼、利福平耐药的非结核分枝杆菌。

影像特点

2014 年 1 月 10 日示双肺纹理增多、杂乱，双肺尤其是双中上肺见纤维条索影；右肺上叶可见空洞，右肺下叶背段胸膜下见一囊状透光区（局限性气胸）；双侧胸膜增厚、粘连（图 2-24-1）。予抗结核治疗 1 年（2015 年 1 月 15 日），病情继续进展（图 2-24-2）。

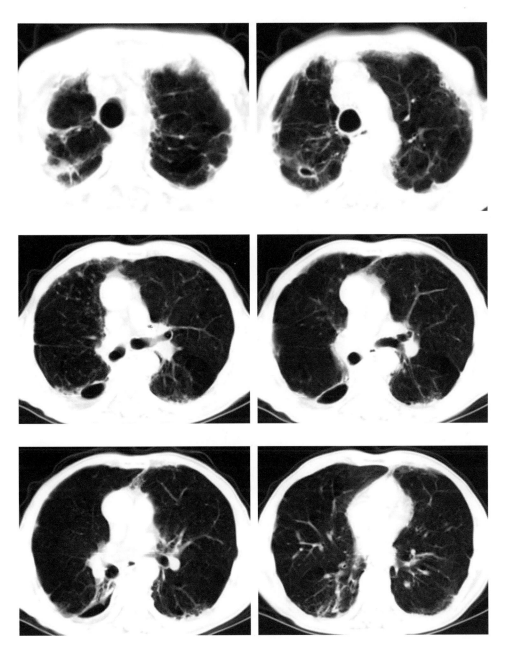

图 2-24-1　双肺纹理增多、杂乱，双肺纤维条索影；右肺上叶空洞；双侧胸膜增厚、
　　　　　　粘连

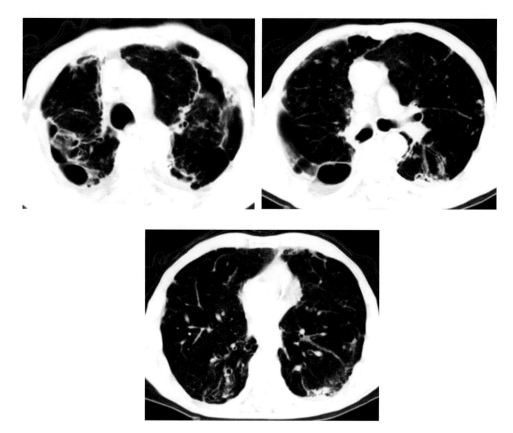

图 2-24-2　双肺纤维条索影，右上肺胸膜下透光区增多，左上肺肺气肿加重

案例述评

　　患者病程较长，曾行正规抗结核治疗依然痰菌阳性，很容易判定为结核菌耐药，但痰培养细菌鉴定为非结核分枝杆菌感染，修正了诊断。由于对最重要的抗非结核分枝杆菌药物异烟肼、利福平均耐药，患者最终疗效较差。

　　非结核分枝杆菌（NTM）指结核分枝杆菌复合群和麻风分枝杆菌以外的其他分枝杆菌，广泛存在于水、土壤、灰尘等自然环境中，可通过呼吸道、胃肠道、皮肤黏膜等途径侵入人体，近年来 NTM 引起的发病有增多趋势。由于非结核分枝杆菌引起的肺病临床上相对少见，且非结核分枝杆菌与结核分枝杆菌的菌体成分、抗原性均极为相似，使非结核分枝杆菌肺病与肺结核的临床症状、病理改变、胸部影像学等容易混淆，导致临床上非结核分枝杆菌肺病误诊或者漏诊。

虽然两者肺损害 CT 影像学表现极为相似，但 NTM 肺病具有以下特点：①纤维增殖、薄壁空洞且胸膜下空洞多见，周围实质性浸润少见。②支气管播散少见，常为邻近局部扩散。③邻近病变部位的胸膜明显增厚而胸腔积液罕见。④中叶、舌叶的柱形支气管扩张多见。

结核病与非结核分枝杆菌肺病临床上不易区别，两者治疗方法类似，但非结核分枝杆菌肺病疗效稍差。当肺结核疗效不佳时应当进行分枝杆菌菌型鉴定和耐药性分析，以便与非结核分枝杆菌病、耐多药结核菌（multidrug-resistant tuberculosis）感染鉴别。当然，对可疑患者进行常规痰培养和菌型鉴定、耐药性筛查则对临床指导意义更大。

【案例 2】

病情简要

患者男，82 岁。反复咳嗽、气喘 40 年，再发加重 1 周收住呼吸科。即时痰、晨间痰涂片抗酸杆菌均（+），痰培养鉴定非结核分枝杆菌生长。予异烟肼、利福喷丁、乙胺丁醇、吡嗪酰胺抗结核治疗。

影像特点

2015 年 10 月 16 日示双肺散在纤维条索状、斑片状影，双肺支气管扩张及肺大泡；右肺下叶大片状影，双侧胸膜局部增厚（图 2-24-3）。治疗 4 个月（2016 年 2 月 24 日），右下肺渗出病变吸收缩小（图 2-24-4）。

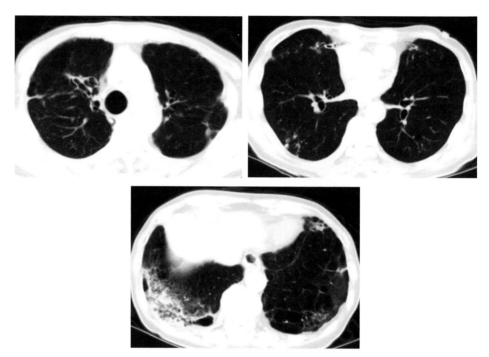

图 2-24-3　双肺散在纤维条索、斑片状影；右肺下叶大片状影，双侧胸膜增厚

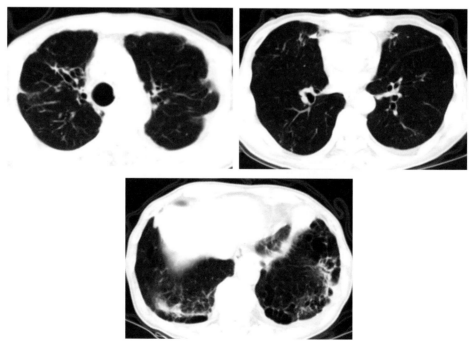

图 2-24-4　右下肺渗出病变吸收缩小

案例述评

非结核分枝杆菌病治疗效果一般较差。患者治疗 4 个月右下肺渗出病灶吸收显著，可能与用药史、治疗方案、规范用药、细菌敏感性、个体差异等因素有关。

【案例 3】

病情简要

患者男，32 岁。发热、咳嗽半月，胸闷 4 天。CT 示肺结核不能排除，查 HIV 阳性，追问病史，患者有不洁性接触史。考虑艾滋病合并肺部感染，予复方磺胺甲噁唑片治疗好转。

影像特点

双肺大片云絮状密度不均增高影，呈磨玻璃样，左肺上叶见支气管充气征（图 2-24-5）。

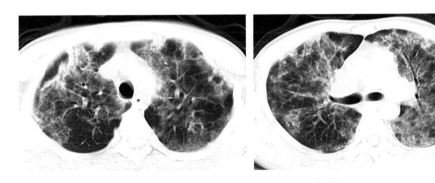

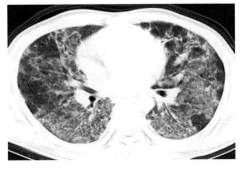

图 2-24-5　双肺弥漫云絮状影，呈磨玻璃样

案例述评

艾滋病毒感染可继发肺部病毒、细菌、真菌，甚至结核等感染，但还是以卡氏肺孢子虫感染最常见。该患者肺部广泛渗出，表现为全肺大片云絮样影，结核可能性较小。

【案例4】

病情简要

患者男，59 岁。左侧背部疼痛 10 余天。CT 诊断右肺上叶陈旧性肺结核；CEA、Cyfra21-1、NSE 正常。考虑右肺上叶肿瘤不能排除，行手术切除，病理诊断为腺癌。

影像特点

右肺上叶不规则结节状高密度影，密度不均，可见晕征，周围长毛刺（图2-24-6）。

案例述评

右肺上叶不规则纤维结节灶、长毛刺，需考虑陈旧性结核，但结合病灶孤立、纤维灶周围晕征等特点应考虑肿瘤可能性大，此类病灶需及时手术。

患者瘢痕癌变可能性较大。

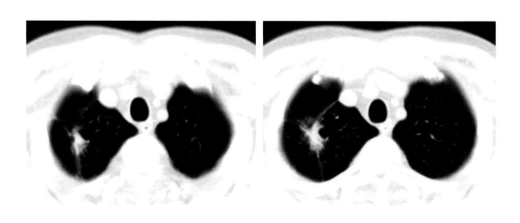

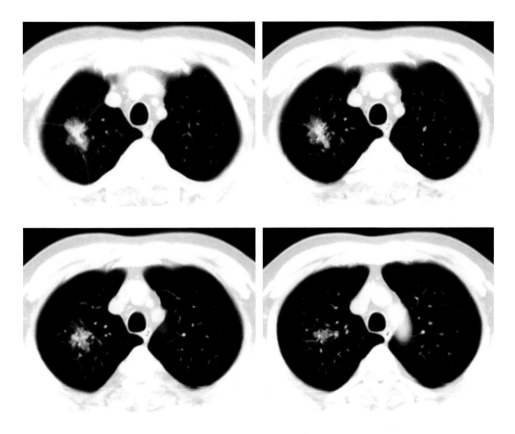

图 2-24-6　右肺上叶不规则结节，周围长毛刺，可见晕征

【案例 5】

病情简要

患者男，56 岁。咳嗽 1 年余，间断咯血 4 个月。CT 考虑左肺下叶继发性结核并空洞；结核蛋白芯片均阴性，PPD 阴性，痰涂片抗酸杆菌阴性；ESR 75mm/h，Cyfra21-1 22.41ng/ml（正常 3.3ng/ml），CEA 和 NSE 正常；支气管镜示左下基底段支气管新生物，病理活检"左下肺"鳞状细胞癌。6 个月后脑转移突发偏瘫，8 个月后死亡。

影像特点

左肺下叶后基底段不规则团块影，可见厚壁空洞，内壁凸凹不平；纵隔淋巴结增多、增大；左侧少许胸腔积液；增强见不均匀强化（图2-24-7）。

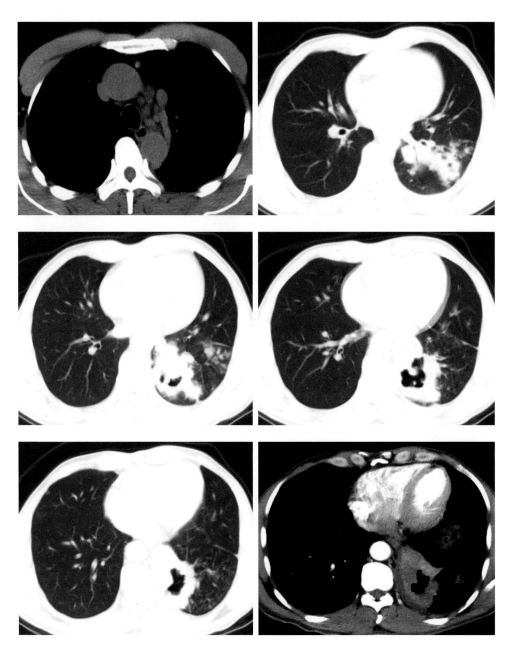

图2-24-7 左肺下叶不规则团块并厚壁空洞，内壁凸凹不平，不均匀强化

案例述评

患者空洞壁厚、洞壁僵硬、内壁凸凹不平或者壁结节,肺癌特点明显,不符合常见结核空洞特点,及时行支气管镜检查或者穿刺病检很有必要。

【案例6】

病情简要

患者反复咳嗽、咳痰、咯血3年,再发伴加重3天。胸片考虑左下肺结核,胸部 CT 诊断为肺隔离症。经过介入止血,咯血停止。

影像特点

左下肺基底段血管杂乱,肺组织模糊影;胸主动脉分支供血左下肺基底段,血液回流入左心房(图 2-24-8)。

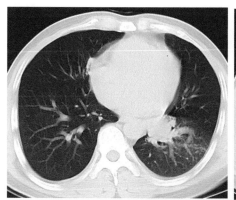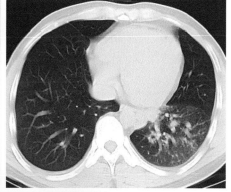

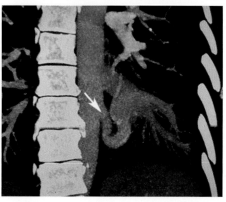

图 2-24-8　胸主动脉分支供血左下肺基底段(箭头)

下篇　肺结核 CT 特征与临床分析

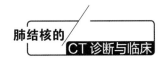

案例述评

肺隔离症好发于下叶后基底段，特别是左下叶后基底段，可与纵隔或者横膈接近，或有较宽接触面；发现来自主动脉的营养血管是确诊肺隔离症的唯一依据。

患者左下基底段肺组织由主动脉供血，属典型肺隔离症病理生理改变；肺组织模糊影可能是合并感染或者充血或者出血等因素所致，CT 没有发现合并有结核的影像证据。

【案例 7】

病情简要

患者男，62 岁。咳嗽、气喘反复发作 10 余年，加重伴低热 8 天。CT 考虑干酪性肺炎、慢性支气管炎肺气肿；血常规正常，结核蛋白芯片阴性，痰涂片抗酸杆菌阴性，PPD 阴性。诊断性抗结核治疗中突发右侧剧烈胸痛，血压下降，超声发现右侧大量胸腔积液，穿刺引流出大量黄色黏稠脓液，考虑肺脓肿，停止抗结核治疗，改用亚胺培南－西司他丁、头孢他啶等抗感染综合治疗，病情逐渐好转。

影像特点

2015 年 2 月 10 日右肺上叶、中叶大片实变影，密度不均；中叶不规则空洞，右侧胸腔液性密度影（图 2-24-9）。予抗感染治疗 5 个月（2015 年 7 月 9 日），右肺上叶及中叶病灶吸收，空洞闭合，遗留少许条片状影（图 2-24-10）。

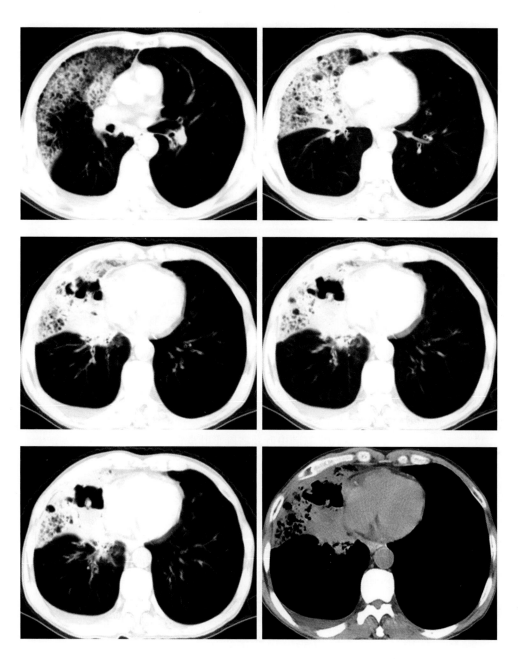

图 2-24-9 右肺上叶及中叶大片实变影，中叶不规则空洞

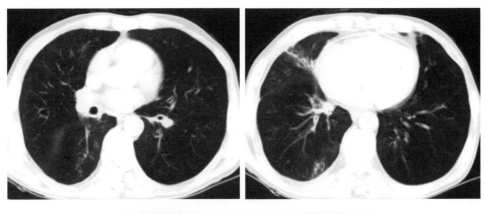

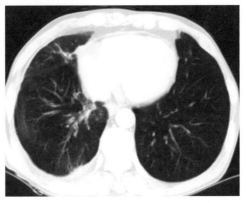

图 2-24-10　右肺中叶及右肺下叶少许条片病变

案例述评

根据症状和肺部影像学特点，患者大叶性肺炎肺脓肿与干酪性肺炎确实难以鉴别，由于肺部影像酷似干酪性肺炎，在抗结核治疗中病灶突然破溃令人猝不及防，紧急穿刺抽出黄色脓液时才意识到诊断错误，最终治疗效果良好，因此留下了深刻教训。

患者长期患有肺部疾病可能是结核菌感染的易感因素，但也可能是非特异性细菌感染的易感因素。虽然首诊不能确诊，但诊断性治疗中应当密切观察症状、体征及相关指标（如血常规、血培养、痰检、胸部超声与肺部影像等）变化，以判断治疗效果，确定或者修正诊断。另外，盲目依赖 CT 报告的诊疗习惯也值得反省。

【案例8】

病情简要

患者男，38岁。HBsAg 阳性 30 年，间断腹胀 2 月余收住肝病科。肝、胆、脾超声时发现腹水和胸水后 CT 发现左侧胸腔积液和肺内阴影，考虑结核。肝功能 Tbi 正常，ALT 正常，白蛋白 42g/L；胸水示渗出液、ADA 7.1U/L、中性粒细胞 95.3%；血常规嗜酸性粒细胞 15.7%，5 天后上升至 31%。反复追问流行病学史，患者回忆起 3 个多月前曾进食龙虾若干；肺吸虫抗原皮试阳性，吡喹酮治疗后血嗜酸性粒细胞正常，腹水、胸水吸收，肺内病灶好转。

影像特点

2013 年 12 月 8 日示右肺上叶小结节影，边缘模糊，可见隧道征；左侧胸腔积液（图 2-24-11）。驱虫治疗后 1 月余（2014 年 1 月 20 日），右上肺残留少许纤维灶（图 2-24-12）。

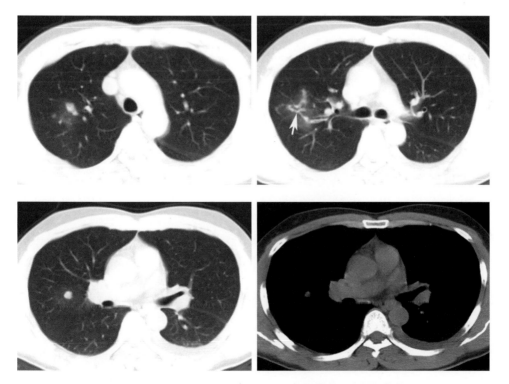

图 2-24-11 右肺上叶小结节影，边缘模糊，可见隧道征

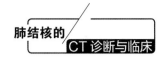
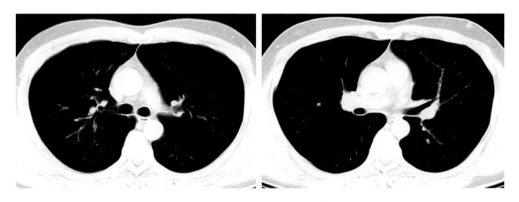

图 2-24-12　右上肺少许纤维病变

案例述评

患者既往发现 HBsAg 阳性，此次出现腹胀和腹水很容易归咎为乙肝引起，但肺内病灶、多浆膜腔积液与肝脏基本病变不符，且考虑到血嗜酸性粒细胞逐渐升高、肺内影像特点等，肝源性病变或者肺结核均可排除。

患者否认生食溪蟹溪虾，起初否认肺吸虫流行病接触史，经过反复仔细询问，患者回忆起 3 个多月前曾食用过未熟透的龙虾，解开了寄生虫感染途径之疑惑。

【案例9】

病情简要

患者女，29 岁。发热，咳嗽、咳痰，全身乏力 6 天，因胸部 CT 诊断双肺结核收住院。血 WBC 12.4×10^9/L、N 84.7%，ESR 95mm/h，CRP > 100mg/L（正常 < 5mg/L），PCT 1.27ng/ml（正常值 < 0.05ng/ml）；痰涂片未检出抗酸杆菌，血培养检出金黄色葡萄球菌。

影像特点

2015 年 10 月 22 日示双肺散在斑片状及条索状密度增高影，可见多发空洞（图 2-24-13）。予抗感染治疗 8 天（2015 年 11 月 1 日），双肺病灶明显吸收，空洞减少（图 2-24-14），继续治疗痊愈。

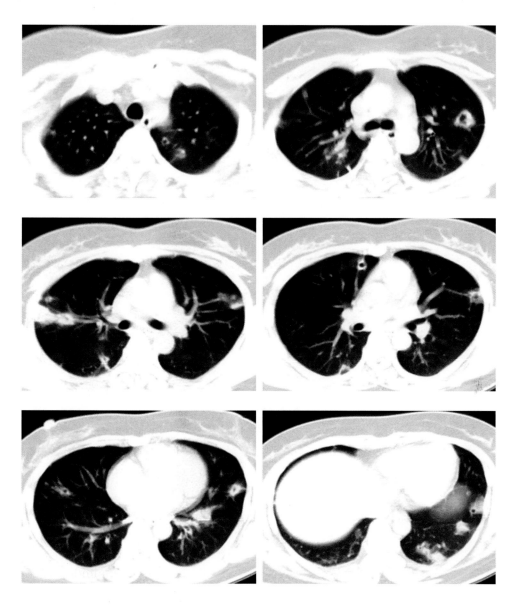

图 2-24-13　双肺散在斑片状及条索状密度增高影，双肺可见小空洞

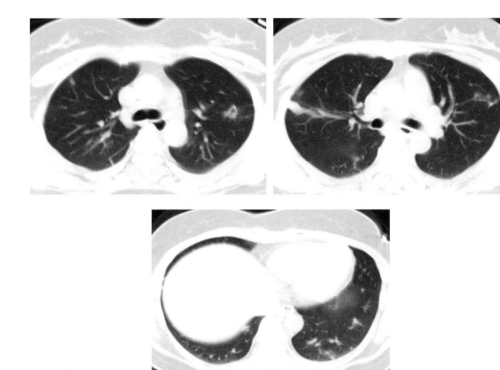

图 2-24-14 双肺病灶明显好转

案例述评

虽然肺部病灶呈现多部位、多形态等特点应警惕肺部结核，但是结合临床和检验资料，肺结核可能性不大。患者急性发病，明显的感染中毒症状，根据血象和 PCT 显著升高等特点，提示非特异性细菌感染可能性极大。

值得一提的是，如果孤立分析图 2-24-14 的影像特点，很容易与肺结核诊断相混淆，但实际上是肺炎恢复中的表现，所以，影像诊断需结合临床其他资料综合分析。

肺部多发空洞是金黄色葡萄球菌血行感染的重要特点之一，由于抗菌药物的广泛运用，此特点临床已不多见。

【案例 10】

病情简要

患者男，22 岁。咳嗽 5 天。血 WBC 6.2×10⁹/L、N 69.1%，ESR 46mm/h；CT 示左肺结核，结核蛋白芯片 LAM 阳性、16KD 阴性、38KD 阳性，结核抗体阳性；多次痰涂片抗酸杆菌阴性。考虑肺炎可能性大，予抗感染治疗。

影像特点

2015 年 12 月 15 日示左肺多发片状密度增高影，边缘模糊，密度不均，其内可见支气管影像（图 2-24-15）。予抗感染治疗 9 天（2015 年 12 月 24 日）病灶基本吸收（图 2-24-16）。

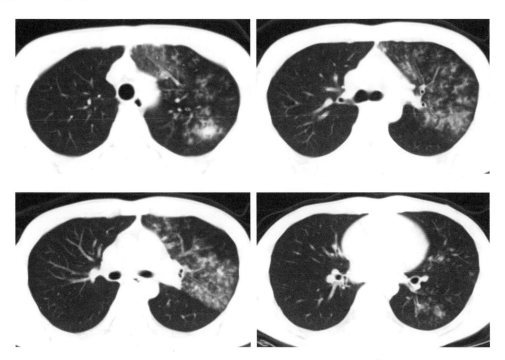

图 2-24-15　左肺多发片状密度增高影，边缘模糊

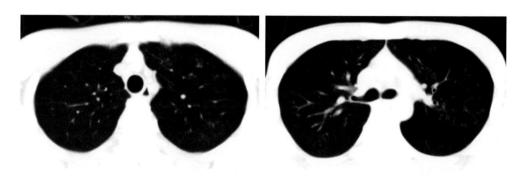

图 2-24-16　左肺上叶点状淡薄影

案例述评

患者多部位、大部分病灶位于结核好发肺段、结核感染多项血清指标阳性等特点，需考虑肺结核可能。鉴于发病时间短、病变以广泛渗出为主、痰菌阴性，考虑非特异性细菌感染也不能完全排除，且由于非特异性细菌感染的治疗显效时间短，故先予抗感染治疗以与结核感染鉴别。

大量临床病例证实，结核蛋白芯片、血清结核抗体、PPD 试验、T-SPOT 试验等任何一项或者几项指标阳性只能作为结核诊断的参考，同样，即使上述所有结果均为阴性，也不能作为否定结核诊断的依据，需具体问题具体分析。

【案例 11】

病情简要

患者男，64 岁，体检发现肺内结节。CEA、NSE、Cyfra21-1 阴性，考虑结核瘤行手术切除，术中见 1.5cm×1.0cm 结节，边界清晰，质地较硬，剖开呈灰白色。病检示错构瘤。

影像特点

右肺上叶下部近胸膜处 1.5cm×1.1cm 结节，边缘清晰，浅分叶，可见点状钙化（图 2-24-17）。

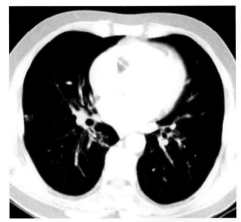
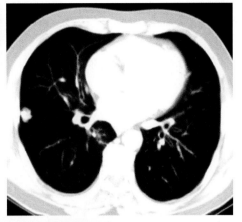
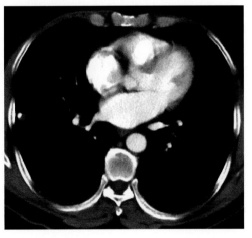

图 2-24-17　右肺上叶下部近胸膜处小结节，边缘清晰，浅分叶，内有点状钙化

案例述评

患者无症状、肺内孤立结节、结节内钙化，故认为是常见的结核瘤，结果手术证实为错构瘤。肺癌、结核瘤、错构瘤均是肺内孤立结节的常见病因。

肺错构瘤是正常肺组织胚胎发育错乱组合、过度生长形成的瘤样畸形，是正常组织的不正常组合和排列。肺错构瘤的主要组织成分包括软骨、脂肪、平滑肌、腺体、上皮细胞，有时还有骨组织或者钙化。肺错构瘤呈实质的致密球形、卵圆形，也可呈分叶状或者结节状，大多数直径在 3cm 以下。肺错构瘤是常见的肺部良性肿瘤之一，生长缓慢，极少恶变。

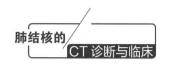

肺错构瘤的发病年龄为 30～60 岁，男性多于女性。80% 以上的肺错构瘤生长在肺周边，紧贴于肺的脏层胸膜下，有时突出于肺表面，临床上一般无症状和体征，只有瘤体发展到一定大小，足以刺激支气管或者压迫支气管造成支气管狭窄或者阻塞时，才可出现发热、咳嗽、胸痛、气短、咯血等症状。

肺错构瘤的 CT 表现为边缘光滑、整齐的结节或者肿块性病变，无深分叶及毛刺，无卫星灶，增强无明显强化。部分病例瘤体内含有脂肪或者钙化灶异常增多呈"爆米花"样，这两者都是肺错构瘤的特征性表现。

肺错构瘤由于有时难以与周围型肺癌鉴别，多主张早期手术。

【案例 12】

病情简要

患者男，56 岁。畏寒、发热、胸闷 4 天余。CT 示双肺弥漫性病变，考虑血行播散性肺结核。患者酒醉貌，双肺散在细湿啰音，双侧腓肠肌压痛明显；追问病史，10 天前曾收割水稻 2 天，结合当地系钩端螺旋体病疫区，考虑钩端螺旋体病。

影像特点

2012 年 9 月 25 日示双肺弥漫性云絮样渗出，以中下肺显著，部分融合（图 2-24-18）。予青霉素等综合治疗近 20 天（2012 年 10 月 12 日），基本痊愈出院（图 2-24-19）。

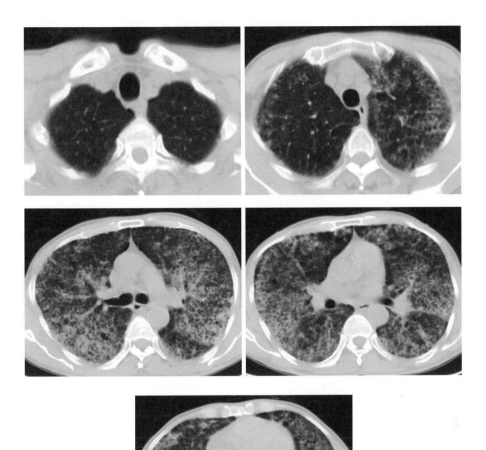

图 2-24-18　双肺弥漫性云絮样渗出，以中下肺显著，部分融合

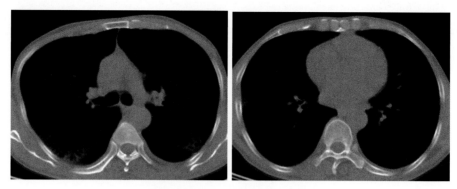

图 2-24-19　双肺基本正常

案例述评

患者为典型的钩端螺旋体病,但肺部弥漫性病变影像需与播散性结核等鉴别。

疾病诊断需结合患者职业、流行病学史、发病季节、体征及其他辅助检查等综合分析,患者酒醉貌、腓肠肌压痛等特点显然不符合结核特点。

影像科医生的报告需要包括临床资料在内的其他材料支撑。由于影像科医生只能从临床医生申请单中获得有限信息,不能全面获取患者信息,如职业、重要体征、化验检查等有诊断价值的资料,其诊断报告有可能出现偏差,甚至错误,所以,临床医生的申请单详细记述病情的相关内容很有必要。另外,影像科医生与临床医生之间或者临床医生与影像科医生之间的及时交流与沟通可以修正诊断,减少误诊,这非常重要。

参考文献

[1] 唐神结，高文．临床结核病学．北京：人民卫生出版社，2011：356-357.

[2] 赵雁林，逄宇．结核病实验室检验规程．北京：人民卫生出版社，2015：18-19.

[3] 中华医学会结核病分会．肺结核诊断和治疗指南．中华结核和呼吸杂志，2001，24（2）：70-74.

[4] 中华人民共和国国家卫生和计划生育委员会．肺结核诊断标准（WS 288-2017）．新发传染病电子杂志，2018，3（1）：59-61.

[5] 蔡静，汪求真，韩秀霞，等．肺结核患者就诊临床表现及变化特点调查分析．中华疾病控制杂志，2012，16（5）：417-420.

[6] 李建华，宋丰贵，张力燕，等．肺结核患者痰标本性状、咳痰时间与抗酸杆菌涂片阳性检出率关系分析．临床荟萃，2009，24（16）：1439-1441.

[7] 胡晓芬，张梅．结核菌素试验在结核病诊断中的价值．临床肺科杂志，2010，15（2）：264.

[8] 中华医学会结核病学分会，《中华结核和呼吸杂志》编辑委员会．γ-干扰素释放试验在中国应用的建议．中华结核和呼吸杂志，2014，37（10）：744-747.

[9] 钱发良．肺结核的临床诊断和治疗中的CT应用价值分析．现代诊断与治疗，2015（1）：202-203.

[10] 吕岩，周新华．肺结核影像学诊断进展．临床荟萃，2016，31（10）：1067-

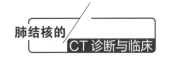

1071.

[11] 王崇军，陈红英．痰菌涂片阳性 398 例肺结核 CT 征象分析．基层医学论坛，2017，21（16）：2097-2098.

[12] 陈素丽，刘锐．菌阴肺结核诊断．临床荟萃，2016，31（10）：1054-1057.

[13] 张晓萍，马红霞，郭佑民．儿童肺结核 CT 影像分析．中国防痨杂志，2013，35（2）：116-119.

[14] 霍丙胜，赵希智，姬国敏，等．CT 树芽征及其伴随征象在肺结核诊断和鉴别诊断中的价值．河北医药，2010，32（17）：2345-2346.

[15] Shimon G，Yonit WW，Gabriel I，et al.The "Tree-in-Bud" Pattern on Chest CT：Radiologic and Microbiologic Correlation.Lung，2015，193（5）：823-829.

[16] 张鹏，万业达．亚急性血行播散型肺结核与弥漫型肺癌 CT 征象对比分析．中国 CT 和 MRI 杂志，2010，8（2）：13-16.

[17] 张睿，王青安，吴吉丽．血行播散型肺结核 62 例 CT 影像特征分析．山西医药杂志，2015（23）：2746-2747.

[18] 马大庆．肺部空洞影像的鉴别诊断．中华放射学杂志，2004，38（1）：7-9，14.

[19] 潘杨军．肺结核性空洞与癌性空洞的 CT 表现与临床分析．医学影像学杂志，2015（6）：1108-1109，1110.

[20] 李慧，邱玉英，黄妹，等．影像学表现为簇性微结节聚集征的肺结核一例．中华结核和呼吸杂志，2016，39（9）：744-745.

[21] 戎燕筱，王瑜玲，苏圆圆，等．气管支气管结核临床特点及病变类型分析．河北医药，2018，40（3）：397-400，404.

[22] 罗凤荣，李雁平．结核性肺不张和癌性肺不张的影像学鉴别诊断．华夏医学，2006，19（6）：1176-1177.

[23] 李海涛．肺实变初治肺结核误诊临床分析．中国社区医师（医学专业），

2012，14（16）：306.

[24] Raniga S，Parikh N，Arora A，et al. Is Hrct Reliable In Determining Disease Activity In Pulmonary Tuberculosis?Indian J Radiol Imaging，2006，16（2）：221-228.

[25] 张福康，冯仕庭，陈境弟，等.肺结核球和炎性假瘤CT动态增强扫描的表现.中国CT和MRI杂志，2011，9（2）：32-34.

[26] 徐峰，徐德祥，林晓燕.青岛地区646例肺团块或肺结节患者影像学特征的分析.中国癌症防治杂志，2013（1）：53-57.

[27] 王琦，刘桂芳，韩金花.不典型肺结核的CT表现.医学影像学杂志，2016，26（2）：239-242.

[28] 陈庆，邬玉，周娟，等.经皮肺穿刺活检术对影像学表现不典型的肺结核患者的诊断意义及安全性临床分析.四川医学，2017，38（12）：1388-1391.

[29] 伍建林，沈晶，徐凯，等.肺间质改变为主的继发性肺结核的CT诊断价值与疗效评价.中国防痨杂志，2012，34（4）：207-211.

[30] 蔡宝云，初乃惠，康万里，等.115例结核性毁损肺的耐药分析及临床特点.中国防痨杂志，2012，34（6）：380-383.

[31] 邵宝兰.结核病在抗结核治疗中的暂时恶化现象（附26例分析）.苏州医学院学报，1994，14（2）：117，120.

[32] 胡良安，傅玉，罗永艾，等.结核性胸膜炎抗结核中发生类赫氏反应的危险因素.第三军医大学学报，2013，35（1）：57-60.

[33] 杨艺，黄兴涛，柳彬，等.肺部误诊为肺结核病例的CT分析.临床放射学杂志，2016，35（12）：1822-1826.

[34] 商明群.肺结核合并肺癌的临床特点及影像学检查在其诊断中的应用价值.实用癌症杂志，2016，31（12）：1987-1989.

[35] 谢其康.肺瘢痕癌的动态影像表现.实用医学影像杂志，2017，18（1）：

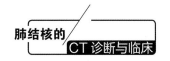
48-51.

[36] Chang N，Jia C，Liu Z，et al.Epidemiological investigation of 235 patients with extra-pulmonary tuberculosis wounds.Zhonghua Shao Shang Za Zhi，2015，31（2）：122-124.

[37] 李红，郝晓晖.肺结核合并肺外结核 242 例临床分析.同济大学学报（医学版），2016，37（6）：69-73，77.

[38] 张鑫，林吉征，李峰，等.糖尿病并发肺结核 CT 表现分析.中国 CT 和 MRI 杂志，2015（9）：62-64，71.

[39] 冯启慧.矽肺的医学影像学研究进展.吉林医学，2016，37（4）：948-951.

[40] 吴吉丽，王青安.肺结核合并肺曲霉菌感染的 CT 特征分析.基层医学论坛，2016，20（8）：1031-1032.

[41] 黎桂菊.儿童蜂窝肺的研究进展.临床儿科杂志，2013，31（2）：194-197.

[42] 薛卉，邢志珩，秦超，等.非结核分枝杆菌肺病患者的胸部 CT 影像学特点分析.中国全科医学，2016，19（21）：2572-2576.

[43] 李春华，吕圣秀，舒伟强，等.获得性免疫缺陷综合征合并肺结核与正常免疫肺结核的 CT 表现.中国医学影像学杂志，2015（12）：924-928.

[44] 张兴强，李胜，葛鹏.肺错构瘤 CT 征象分析及鉴别.医学影像学杂志，2015（6）：1006-1009.

[45] Kahkouee S，Esmi E，Moghadam A，et al.Multidrug resistant tuberculosis versus non-tuberculous mycobacterial infections：a CT-scan challenge.Braz J Infect Dis，2013，17（2）：137-142.